Ulrich Mrowietz / Gerhard Schmid-Ott

Schuppenflechte

Was Sie schon immer über Psoriasis wissen wollten

2., aktualisierte Auflage

Mit freundlicher Unterstützung der LEO Pharma GmbH

Basel · Freiburg · Paris · London · New York ·
New Delhi · Bangkok · Singapore · Tokyo · Sydney

Die Deutsche Bibliothek verzeichnet diese Publikation in der Deutschen Nationalbibliographie; detaillierte bibliographische Daten sind im Internet über http://dnb.ddb.de abrufbar.

Mrowietz, Ulrich:
Schuppenflechte : was Sie schon immer über Psoriasis wissen wollten/Ulrich Mrowietz ; Gerhard Schmid-Ott. – Basel ; Freiburg [Breisgau] ; Paris ; London ; New York ; New Delhi ; Bangkok ; Singapore ; Tokyo ; Sydney : Karger, 2005
ISBN 3-8055-7940-3

Abb. 1, 3a + b aus «Dermatology – A Medical Artist's Interpretation» (Sandoz, 1990) mit freundlicher Genehmigung der Novartis AG.
Abb. 2 aus Christophers E., Ständer M.: «Haut- und Geschlechtskrankheiten», Urban & Schwarzenberg, München, 6. Auflage, 1997.
Abb. 17 nach O. Wiedow, Kiel.
«Zehn Ratschläge für Menschen, die an einer Schuppenflechte leiden» in Anlehnung an: Kanadischer Psoriasisbund, Barbara J. Hickey, 1996.

Die Autoren haben alle Anstrengungen unternommen, um sicherzustellen, dass die Auswahl und Dosierungsangaben von Medikamenten im vorliegenden Text mit den aktuellen Vorschriften und der Praxis übereinstimmen. Trotzdem muss der Leser im Hinblick auf den Stand der Forschung, Änderungen staatlicher Gesetzgebungen und den ununterbrochenen Strom neuer Forschungsergebnisse bezüglich Wirkung und Nebenwirkungen darauf aufmerksam gemacht werden, dass unbedingt bei jedem Medikament die Packungsbeilage konsultiert werden muss, um mögliche Änderungen im Hinblick auf die Indikation und Dosierung nicht zu übersehen. Gleiches gilt für spezielle Warnungen und Vorsichtsmaßnahmen. Ganz besonders gilt dieser Hinweis für empfohlene neue und/oder nur selten gebrauchte Wirkstoffe.

Alle Rechte vorbehalten. Ohne schriftliche Genehmigung des Verlages dürfen diese Publikationen oder Teile daraus nicht in andere Sprachen übersetzt oder in irgendeiner Form mit mechanischen oder elektronischen Mitteln (einschließlich Fotokopie, Tonaufnahme und Mikrokopie) reproduziert oder auf einem Datenträger oder einem Computersystem gespeichert werden.

© Copyright 2005 by S. Karger GmbH, Postfach, D-79095 Freiburg und S. Karger AG, Postfach, CH-4009 Basel
Konkordia GmbH, Bühl · Das Medienunternehmen
ISBN 3-8055-7940-3

		Was Sie von diesem Ratgeber erwarten können	VI
	1	**Aufbau und Funktion der Haut**	1
	1.1	Aufbau der Haut	1
	1.2	Funktion der Haut	2
	2	**Schuppenflechte**	4
	2.1	Veränderungen der Haut bei Schuppenflechte	4
	2.2	Vererbung	4
	2.3	Auslösefaktoren für Schuppenflechte	6
	2.3.1	Infektionen	6
	2.3.2	Medikamente	6
	2.3.3	Stress	7
	2.3.4	Köbner-Phänomen	7
	2.4	Klinische Erscheinungsformen	8
	2.4.1	Gewöhnliche Schuppenflechte («Psoriasis vulgaris»)	9
	2.4.2	Tropfenförmige Schuppenflechte («Psoriasis guttata»)	10
	2.4.3	Schuppenflechte in Körperfalten («intertriginöse Psoriasis»)	11
	2.4.4	Schuppenflechte am behaarten Kopf	11
	2.4.5	Schuppenflechte mit eitrigen Bläschen («Pustulöse Psoriasis»)	12
	2.4.6	Schuppenflechte des gesamten Körpers («Erythrodermie»)	13
	2.4.7	Schuppenflechte der Nägel	13
	2.4.8	Gelenkbeteiligung bei Schuppenflechte («Psoriasis-Arthritis»)	14
	2.5	Schuppenflechte während der Schwangerschaft und Stillzeit	15
	2.6	Erkennen der Schuppenflechte durch den Arzt (Diagnose)	16
	2.6.1	Auspitz-Phänomen	16
	2.6.2	Ähnliche Hauterkrankungen	17
	2.7	Juckreiz	17
	2.8	Verlauf und Prognose der Schuppenflechte	18
	3	**Behandlung der Schuppenflechte**	19
	3.1	Äußerliche Behandlung	19
	3.1.1	Kortikoide	19
	3.1.2	Cignolin (Anthralin/Dithranol)	20
	3.1.3	Vitamin D und Vitamin-D-artige Wirkstoffe	21
	3.1.4	Retinoide (Tazaroten)	22
	3.1.5	*Mahonia aquifolium*-Extrakt	23
	3.1.6	Teere	23
	3.2	Schuppenlösung	24
	3.3	Hautpflege	25

3.4	Kosmetik	25
3.5	Innerliche Behandlung der Schuppenflechte	25
3.5.1	Retinoide (Acitretin)	26
3.5.2	Fumarsäureester	27
3.5.3	Ciclosporin	28
3.5.4	Methotrexat	30
3.5.5	Biologics	31
3.5.5.1	Etanercept (Enbrel ®)	31
3.5.5.2	Infliximab (Remicade ®)	32
3.5.5.3	Efalizumab (Raptiva ®)	32
3.6	Bade-Therapie	33
3.6.1	Sole-Therapie	33
3.6.2	Totes-Meer-Therapie	33
3.7	Licht-Therapie	34
3.7.1	UV-B-Therapie	35
3.7.2	PUVA-Therapie	36
3.8	Besondere Behandlung der Schuppenflechte am behaarten Kopf	38
3.9	Besondere Behandlung der Schuppenflechte an den Nägeln	38
3.10	Ungewöhnliche Verfahren zur Behandlung der Schuppenflechte	39
3.10.1	Laser-Therapie	39
3.10.2	Komplementäre oder alternative Therapie der Schuppenflechte	39
3.10.3	«Nachbarschafts-Therapie» und «Wundermittel»	40
4	**Verhaltensempfehlungen**	41
4.1	Kleidung	41
4.2	Sport	41
4.3	Sonne	42
4.4	Sauna- und Schwimmbadbesuch	42
4.5	Reisen	42
4.6	Diät	42
4.7	Alkohol	43
4.8	Rauchen	43
4.9	Übergewicht	44
4.10	Zusammenarbeit mit dem Arzt	44
5	**Rehabilitation – Leistungen der Sozialversicherungen**	45
5.1	Bewilligung	46
5.2	Kosten	47
6	**Berufswahl und -ausübung**	49

6.1	Körperliche Gesichtspunkte	49
6.2	Seelische Gesichtspunkte	49
7	**Psychologische Gesichtspunkte der Schuppenflechte**	51
7.1	Psychologische und psychosomatische Gesichtspunkte	51
7.1.1	Stress	51
7.1.2	Umgang mit der Krankheit	51
7.2	Begegnungen mit Fremden: Anders sein und anders angeschaut werden	52
7.2.1	Offene Ablehnung	52
7.2.2	Verstohlene Blicke	53
7.3	Schuppenflechte und längere Beziehungen: Wie sage ich es meinem Partner?	54
7.3.1	Spezielle Belastungen durch die Schuppenflechte	54
7.3.2	Die Zwiespältigkeit der Gefühle	55
7.3.3	«Es der Schuppenflechte in die Schuhe schieben»	55
7.3.4	Angst vor Offenheit	56
7.3.5	Sexualität	56
8	**Psoriasis-Schulung**	58
8.1	Ziele	58
8.2	Durchführung	58
9	**Psychotherapeutische Mitbehandlung**	59
9.1	Entspannungstechniken	59
9.1.1	Autogenes Training	60
9.1.2	Progressive Muskelentspannung	60
9.2	Psychotherapeutische Hilfen	61
9.2.1	Ausgebildete Psychotherapeuten	61
9.2.2	Psychotherapeutische Verfahren	61
10	**Krankheitsverarbeitung: Was ist das?**	63
10.1	Möglichkeiten zur Krankheitsbewältigung	63
10.2	Ziel der Krankheitsverarbeitung: Gut leben mit der Schuppenflechte	64
11	**Selbsthilfe**	66
11.1	Regional: Selbsthilfegruppen	66
11.2	National: Selbsthilfeverbände	66
11.3	Zusammenarbeit mit Experten	67
	Was Sie schon immer über die Schuppenflechte wissen wollten ...	
	Häufig gestellte Fragen	68
	Adressen und Internetadressen	73

Vorwort zur zweiten Auflage

Nach einer für einen Patientenratgeber kurzen Zeit war die 2002 erschienene erste Auflage im Buchhandel vergriffen. Dies hat uns gezeigt, dass wir mit unserem Buch offensichtlich die richtigen Worte gefunden haben. Von Beginn an war es unser Ziel, auch für den Laien verständliche Informationen und Hilfen anzubieten, ohne eine seriöse, wissenschaftlich gesicherte Basis zu verlassen. Dass das offenbar gelungen ist, freut uns als Autoren natürlich sehr.

Kein Ratgeber ist perfekt. Deswegen haben wir uns bemüht, die zweite Auflage zu verbessern und den aktuellen Entwicklungen anzupassen. So sind völlig neue Substanzen, die «Biologics» für die Behandlung der Schuppenflechte zugelassen worden, die vor allem den schwerer betroffenen Patienten zugute kommen. Zudem gibt es neue, äusserlich wirksame Medikamente, die helfen, die Therapie einfacher, wirksamer und sicherer zu machen. Wir haben alle Adressen und Links aktualisiert und auch die Vorschläge unserer Leser mit aufgenommen. So hoffen wir, dass diese 2. Auflage ein ebenso gutes Echo findet, wie die erste.

Ulrich Mrowietz und Gerhard Schmid-Ott

Was Sie von diesem Ratgeber erwarten können

Dieser Ratgeber wendet sich an Patienten mit Schuppenflechte und an alle, die mehr über diese Erkrankung, den Umgang damit, die seelischen Folgen und vor allem über die Behandlungsmöglichkeiten wissen möchten.

«Hilft mir eine Diät?» «Darf ich Sport treiben?» «Ist die Erkrankung ansteckend?» Viele Fragen die Patienten mit Schuppenflechte haben und die beantwortet werden müssen. Hier finden Sie (hoffentlich) alle Antworten zu den Fragen, die Sie über ihre Erkrankung stellen möchten. Besonderen Wert haben wir auf den Teil «Häufig gestellte Fragen» gelegt: Dort beantworten wir Fragen, die uns immer wieder von Patienten gestellt werden. Im Adressteil dieses Ratgebers finden Sie zusätzlich viele nützliche Hinweise auf Informationsquellen zur Schuppenflechte.

Ihre Anregungen sind uns willkommen! Ihre Meinung werden wir in der nächsten Auflage berücksichtigen und in diesen Ratgeber wo immer möglich einfügen. Denn dieses Buch soll eine Hilfe für alle sein, die mit der Schuppenflechte zu tun haben.

Ihre Autoren *Ulrich Mrowietz* und *Gerhard Schmid-Ott*

1 Aufbau und Funktion der Haut

1.1 Aufbau der Haut

Die Haut ist das größte Organ des Menschen. Sie wiegt ungefähr 4 kg und hat eine Oberfläche von 1,5–2 m². Die über den gesamten Körper verteilten Haare mit ihren Talgdrüsen und die Schweißdrüsen sind die wichtigsten Anhangsgebilde der Haut. Natürlich zählen auch die Nägel an Fingern und Zehen zu den Anhangsgebilden der Haut.

Die Haut («Cutis») ist in Schichten aufgebaut, die sich in Unterhautfettgewebe («Subcutis»), Unter- oder Lederhaut («Dermis») und Oberhaut («Epidermis») gliedern (Abb. 1).

Das Unterhautfettgewebe besteht aus Fettzellen, die teilweise von sehr dünnen Bindegewebshäutchen umgeben sind und liegt auf der Muskulatur oder der Muskelhaut («Fascie»). In dieser Schicht verlaufen die wichtigen größeren Blutgefäße (Arterien und Venen). In der Unterhaut, die bis zu 4 mm dick ist, sind die Haare, Talgdrüsen und Schweißdrüsen verankert. Ein festes Netz aus Bindegewebsfasern (z. B. «Kollagen- und Elastinfasern») und Bindegewebszellen gibt dieser Schicht besondere Festigkeit. Netze kleiner und mittelgroßer Blutgefäße durchziehen die Unterhaut.

Die auf der Unterhaut aufliegende Oberhaut ist vergleichsweise dünn (ca. 0,2 mm) und besitzt direkten Kontakt zur äußeren Umgebung, sie stellt die eigentliche Schutzschicht dar. Die Oberhaut besitzt keine eigenen Blutgefäße. Sie ist mit der Unterhaut durch spezielle, noppenartige Strukturen («Papillarkörper») verzahnt. Diese Verzahnung verhindert eine Ablösung der Oberhaut bei mechanischer Belastung.

Die Oberhaut besteht wiederum aus drei Schichten: Erneuerungsschicht («Basalzellschicht»), Stachelzellschicht und der zuoberst bzw. «außen» liegenden Hornschicht. Das Besondere der Oberhaut ist ihre ständige Erneuerung. Zellen in der Erneuerungsschicht teilen sich regelmäßig, die neu gebildeten Zellen werden zu Stachelzellen, die sich dann wiederum zu Hornzellen umwandeln. Hornzellen sind keinen lebenden Zellen mehr. Jedoch sind sie auch kein «Abfall» toter Zellen, sondern entstehen durch langsame Umwandlung von Stachelzellen durch sehr genau gesteuerte Prozesse. Sie haften säulenartig aneinander. Dadurch entsteht eine feste Schicht, die an Handflächen und Fußsohlen besonders dichtgepackt und widerstandsfähig ist (Abb. 2). Zwischen den Hornzellen sorgen besondere Substanzen (ein Fett-Wasser-Gemisch) für Dichtigkeit und Elastizität. Auf der Hautoberfläche sorgen speziell an die gesunde Haut angepasste Bakterien mit dafür, dass Krankheitserreger normalerweise nicht eindringen können.

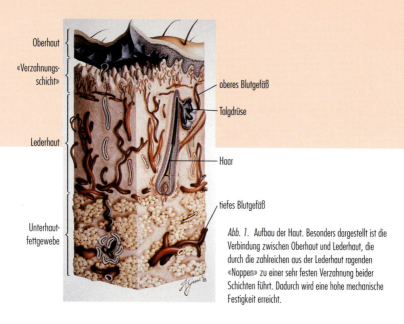

Abb. 1. Aufbau der Haut. Besonders dargestellt ist die Verbindung zwischen Oberhaut und Lederhaut, die durch die zahlreichen aus der Lederhaut ragenden «Noppen» zu einer sehr festen Verzahnung beider Schichten führt. Dadurch wird eine hohe mechanische Festigkeit erreicht.

Die Hornschicht ist die eigentliche Barriere der Haut nach außen. Sie verhindert das Eindringen von Flüssigkeiten, Chemikalien, Schmutz, Infektionserregern und anderen «fremden» Dingen in die Haut und damit in den Körper.

1.2 Funktion der Haut

Die wichtigste Funktion der Haut ist der Schutz des Körpers vor allen Einflüssen der Umwelt. Das Unterhautfettgewebe schützt besonders vor Kälte und polstert die empfindlichere Muskulatur gegenüber Stößen und Druck ab. Die besondere Konstruktion der Lederhaut mit ihrem Netzwerk aus elastischen Fasern dient vor allem der Festigkeit gegenüber Reibung und Verschiebung (sogenannten Scherkräften). Über eine Weit- oder Engstellung der Blutgefäße in der Unter- und Lederhaut erfolgt die wichtige Temperaturkontrolle. Bei körperlicher Arbeit geben die Schweißdrüsen eine wässrige Flüssigkeit an die Hautoberfläche ab, die durch Verdunstungskälte den Körper abkühlt. Das von den Talgdrüsen am Haarbalg produzierte Gemisch aus Fetten und anderen Substanzen sorgt für die Beibehaltung einer widerstandsfähigen Hornschicht.

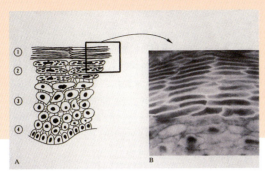

Abb. 2. A. Aufbau der Hornschicht: (1) Hornschicht, (2) Körnerzellschicht, (3) Stachelzellschicht, (4) Erneuerungsschicht. B. Die Hornschicht, die ganz oben auf der Oberhaut liegt, sorgt mit dem säulenartigen Aufbau der Hornzellen für mechanische Festigkeit und zusammen mit den Kittsubstanzen zwischen den Zellen für einen wirksamen Schutz vor Umwelteinflüssen.

Mit der Bildung immer neuer Hornzellen sorgt die Oberhaut für eine Aufrechterhaltung der schützenden Schicht. Dabei werden ständig die ältesten, ganz oben liegenden Zellen abgestoßen («unsichtbare Schuppung»). Die Erneuerung der Oberhautzellen von der untersten Zellage (Erneuerungsschicht) bis zur Ablösung als Hornzelle dauert bei einem gesunden Menschen etwa 28 Tage.

2 Schuppenflechte

Schuppenflechte ist eine Erkrankung, die Haut und Gelenke betrifft, die chronisch-schubweise verläuft und deren Ursache bis heute ungeklärt ist.

Bedingt durch die vielfältige Natur der Schuppenflechte, den Einfluss erblicher Faktoren und Auslösefaktoren gilt die Erkrankung als nicht heilbar. Nach heutigem wissenschaftlichen Kenntnisstand sind auch sogenannte Gen-Therapien zur Behandlung der Schuppenflechte nicht möglich. Daher ist das Wissen über diese Krankheit, ihren Verlauf und ihre Behandlungsmöglichkeiten für die betroffenen Patienten von größter Wichtigkeit.

2.1 Veränderungen der Haut bei Schuppenflechte

Die wichtigsten Kennzeichen des Schuppenflechtenherdes sind Rötung und Schuppung. Schaut man mit einem Mikroskop in die erkrankte Haut hinein, so fallen dickere und verlängerte Blutgefäße in der obersten Lage der Unterhaut auf, durch die vermehrt Blut strömt und die für die von außen sichtbare Rötung verantwortlich sind. Auch zeigen sich Ansammlungen von weißen Blutkörperchen vor allem in der Oberhaut bis in die Hornschicht hinein. Diese weißen Blutkörperchen werden auch als Entzündungszellen bezeichnet. Abbildung 3 zeigt einen Vergleich zwischen gesunder Haut und einem Schuppenflechtenherd, der die genannten Unterschiede deutlich macht.

Bei der Betrachtung der Hornschicht bei Schuppenflechte fällt auf, dass die Haftung der Hornzellen untereinander vermindert ist und dass in den Hornzellen noch Zellkernreste vorhanden sind, was auf eine zu schnelle Erneuerung der Oberhaut hinweist. Tatsächlich beträgt die Erneuerungszeit in Schuppenflechtenherden nur 8 Tage – gegenüber 28 Tagen in der gesunden Haut. Das gleichzeitige Auftreten einer gestörten Erneuerung der Oberhautzellen zusammen mit ausgeprägter Entzündung in Ober- und Unterhaut ist ein typisches Merkmal der Schuppenflechtenherde.

2.2 Vererbung

In Mitteleuropa und Nordamerika sind etwa 2% der Bevölkerung an Schuppenflechte erkrankt. Das bedeutet, dass diese Hautkrankheit häufig ist (etwa gleich häufig wie die «Zuckerkrankheit» Diabetes mellitus!) und in Deutschland etwa 1,6 Millionen Menschen betroffen sind. Anders ausgedrückt heißt dies, dass von 100 Menschen 2 Schuppenflechte haben.

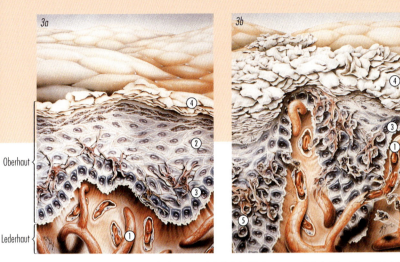

Oberhaut

Lederhaut

Abb. 3. Lederhaut mit Blutgefäßen (1), Oberhaut mit Stachelzellschicht (2), Erneuerungszellschicht (3) und Hornschicht (4): a) eines gesunden Menschen, b) bei Schuppenflechte. Hier fallen besonders die erweiterten Gefäße, die Veränderung der Verzahnungszone, viele Entzündungszellen (5) und eine aufgelockerte, verdickte Hornschicht auf.

Aus Untersuchungen an eineiigen Zwillingen und an Familien, bei denen mehrere Mitglieder an Schuppenflechte leiden, ist bekannt, dass die Krankheit zumindest teilweise erblich bedingt ist. Heute werden daher zwei Typen von Schuppenflechte unterschieden (Tab. 1). Die Typ-1-Psoriasis beginnt meist schon im Kindes- oder Jugendalter, sie kommt bei anderen Familienmitgliedern häufig auch vor, und sie zeigt bestimmte Merkmale auf weißen Blutkörperchen, die «HLA-Faktoren» genannt werden. Jeder Mensch besitzt ein bestimmtes Muster dieser HLA-Faktoren, dass ihm von seinen Eltern vererbt wird. Einzelne HLA-Faktoren (wissenschaftlich als HLA-Cw6 und HLA-DR7 bezeichnet) sind bei Patienten mit dieser Form der Schuppenflechte sehr viel häufiger vorhanden als bei anderen Menschen. Das Vorkommen dieser HLA-Faktoren bei einzelnen Menschen bedeutet jedoch keinesfalls, dass sie auch an Schuppenflechte erkranken müssen. Daher werden die bei der Schuppenflechte gehäuft nachweisbaren Gene auch nur als sogenannte Empfänglichkeits-Gene bezeichnet. Erst die Wirkung anderer Faktoren führt zusammen mit den Empfänglichkeits-Genen zum Auftreten der Krankheit.

Bei der Typ-2-Psoriasis fehlt ein Bezug zu diesen HLA-Faktoren, andere Familienmitglieder leiden nicht an der Erkrankung und sie beginnt erstmals in einem höheren Lebensalter (am häufigsten zwischen dem 50. und dem 70. Lebensjahr).

Tab. 1. Einteilung der nichtpustulösen Schuppenflechte

	Typ 1 Schuppenflechte	Typ 2 Schuppenflechte
Beginn	Kindes- und Jugendalter	Spätes Erwachsenenalter
Andere Familienangehörige ebenfalls betroffen	Ja	Nein
Erbfaktoren («HLA-Antigene») nachweisbar	Ja	Nein

Da bei der Schuppenflechte zumindest die Empfänglichkeits-Gene vererbt werden können, kann es sein, dass Kinder von Eltern mit Psoriasis später ebenfalls an der Erkrankung leiden können. Es kann daher für Paare, bei denen beide Partner an einer Schuppenflechte leiden, wichtig sein, sich bei Kinderwunsch von einem entsprechend geschulten Arzt beraten zu lassen (genetische Beratungsstellen gibt es an jeder Universitäts-Klinik).

2.3 Auslösefaktoren für Schuppenflechte

Die erbliche Empfänglichkeit für die Schuppenflechte reicht für das Auftreten der Erkrankung nicht aus. Dies gilt sowohl für die allererste Entwicklung von Herden als auch für später auftretende Verschlechterungen. Sogenannte Auslöse- oder Provokationsfaktoren müssen hinzukommen, damit sich Schuppenflechtenherde ausbilden können. Auch wenn noch lange nicht alle möglichen Gründe bekannt sind, so ist heute doch eine Reihe wichtiger Auslösefaktoren untersucht (Tab. 2).

2.3.1 Infektionen

Erste Schuppenflechtenherde bei Kindern und Jugendlichen treten besonders während oder nach einer eitrigen Mandelentzündung (Angina, «Tonsilitis») oder nach Infektionen des Nasen-Rachenraumes auf. Verantwortlich für diese Infektionen sind meist Bakterien aus der Gruppe der sogenannten Streptokokken. Es ist heute bekannt, dass diese Bakterien bestimmte Stoffe produzieren und freisetzen können, die das Immunsystem von Menschen mit Empfänglichkeit für Schuppenflechte in besonderer Weise aktivieren können. Aber auch Viruserkrankungen (z. B. Schnupfen, normale Grippe) können dies bewirken.

2.3.2 Medikamente

Neben Infektionen können auch Medikamente zur Auslösung oder Verschlechterung einer Schuppenflechte führen. Besonders ist dies bei den sogenann-

Tab. 2. **Faktoren, die eine Schuppenflechte verschlechtern können**

• Infektionskrankheiten
Hals- und Racheninfekte (besonders durch Streptokokken)
Virusinfekte
• Medikamente
Lithium (Mittel zur Behandlung von Depression)
Chloroquin (Mittel zur Malariavorbeugung und -behandlung)
Hydroxychloroquin (Mittel zur Behandlung rheumatischer Erkrankungen)
Beta-Blocker (Mittel zur Behandlung des Bluthochdrucks)
ACE-Hemmer (Mittel zur Behandlung des Bluthochdrucks)
NSAID (nichtsteroidale Antiphlogistika, verschiedene Mittel zur Behandlung von Rheumaschmerzen)
• Stress (Belastung, Leid, Freude)
• Alkohol (vor allem in großen Mengen)
• Rauchen (vor allem bei der «Pustulosis palmo-plantaris», s. Kap. 4.8)
• Mechanische Reizungen der Haut (s. Kap. 2.3.4)

ten Beta-Blockern der Fall, die vor allem zur Behandlung von Bluthochdruck viel verwendet werden. Bekannt sind weiterhin die Substanz Lithium (Behandlung von Depressionen) sowie Chloroquin/Hydroxychloroquin (Vorbeugung und Behandlung der Malaria, Behandlung von Patienten mit Rheuma-Erkrankungen). Seltener können auch sogenannte ACE-Hemmer (unter anderem zur Behandlung von Bluthochdruck) und Medikamente zur Linderung von Rheumaschmerzen (sogenannte nicht-steroidale Antiphlogistika, z. B. Diclofenac) verschlechternd auf die Schuppenflechte wirken.

2.3.3 Stress

Neben diesen Faktoren ist bekannt, dass Stress in jeder Form zur Entstehung neuer oder zum Wiederaufflammen alter Herde führen kann. Dabei spielt die Art des Stresses keine Rolle. Große Freude, Leid, berufliche Anspannung, Partnerprobleme und vieles mehr können in gleicher Weise wirken (siehe Kapitel 7.1.1).

2.3.4 Köbner-Phänomen

Das Köbner-Phänomen lässt sich bei etwa einem Drittel der Patienten mit Schuppenflechte auslösen. Es ist nach dem Arzt Heinrich Köbner benannt, der 1872 entdeckte, dass nach einer Verletzung unbefallener Haut an dieser Stelle neue

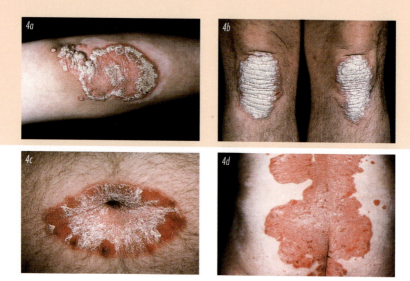

Abb. 4. Herde der Schuppenflechte treten an bestimmten Körperstellen bevorzugt auf. Viele Patienten haben nur an diesen Regionen Hautveränderungen. Hierzu zählen besonders:
a) Ellenbogen, b) Knie, c) Bauchnabel, d) unterer Rückenbereich («Steißbeinregion») oft mit Befall der Analfalte.

Schuppenflechtenherde entstehen können. In der Fachsprache wird das Köbner-Phänomen auch als «isomorpher Reizeffekt» bezeichnet. Dies bedeutet: eine immer gleiche Reaktion der Haut (hier: Entstehung von neuen Herden) nach verschiedenartigen Reizen (z. B. Kratzen, Austrocknung, chemische Reize). Patienten, bei denen sich Köbner-Phänomene auslösen lassen, sollten besonders auf eine gute Hautpflege achten, damit ein Austrocknen der Haut vermieden wird und die trockene, juckende Haut nicht aufgekratzt wird.

Gelegentlich beobachten Patienten, dass Herde unter der Armbanduhr oder dem BH-Träger nicht auftreten, die Haut in der Umgebung aber befallen ist. Hierbei handelt es sich um das sogenannte reverse (umgekehrte) Köbner-Phänomen. Vermutlich verhindert ständiger Druck auf die Haut hier das Auftreten von Schuppenflechtenherden.

2.4 Klinische Erscheinungsformen

Die Schuppenflechte ist eine sehr vielgestaltige Hauterkrankung. Obwohl die Herde selbst typisch sind kommt es bei den betroffenen Patienten zu sehr unterschiedlichen Ausprägungen. Dies betrifft nicht nur die Ausdehnung der Herde, sondern auch die betroffenen Körperstellen und begleitende Erscheinungen wie Juckreiz.

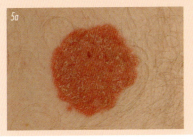
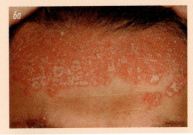
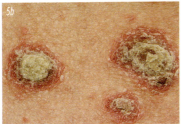
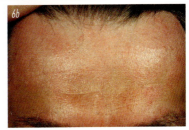

Abb. 5. Beispiele für klinische Formen der Schuppenflechte
5a) Steht die entzündliche Aktivität im Vordergrund, sind die Herde rot und weisen keine oder nur eine geringe Schuppenbildung auf.
5b) Bei stark schuppenden Formen wird die Rötung der Haut fast völlig verdeckt.

Abb. 6. Schuppenflechte lässt sich im allgemeinen durch geeignete Maßnahmen gut behandeln.
6a) Starker Befall der Kopfhaut und der Stirn vor Behandlungsbeginn
6b) Behandlungsergebnis 4 Wochen nach Beginn einer innerlichen Therapie.

2.4.1 Gewöhnliche Schuppenflechte («Psoriasis vulgaris»)

Sie ist die Schuppenflechte im eigentlichen Sinne und die am häufigsten auftretende Form. Kennzeichen ist der rote, scharf von der unbefallenen Haut abgegrenzte Herd mit einer silbrigen, gelegentlich gelblichen Schuppung, die, im Gegensatz zu Ekzemerkrankungen wie z. B. der Neurodermitis, als «grobblättrig» beschrieben wird (Abb. 4a).

Es gibt Körperstellen, die bevorzugt von Schuppenflechte betroffen sind. Hierzu zählen die Außenseiten der Ellenbogen, die Knie, die Kreuz- und Steißbeinregion, der Bauchnabel und der behaarte Kopf (Abb. 4a–d). Auch in der Analfalte kommt die Schuppenflechte häufiger vor (Abb. 8). Natürlich ist auch ein Befall aller anderen Körperstellen möglich. Zusätzlich können auch die Nägel verändert sein (siehe Kapitel 2.4.7). Jedoch kommt die Schuppenflechte an den Schleimhäuten praktisch nicht vor.

Schuppenflechten-Herde können sehr unterschiedlich aussehen. Ist die Entzündung stark, erscheinen dunkelrote Stellen, die meist nur sehr wenig Schuppen-

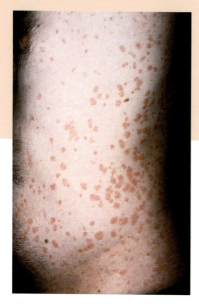 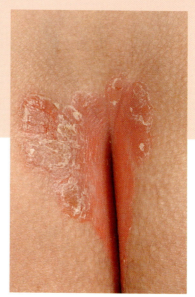

Abb. 7. Psoriasis guttata, «tropfenförmige Schuppenflechte». Meist infolge von Auslösefaktoren wie Infektionserkrankungen kommt es zum Auftreten kleiner, wenig schuppender Herde am ganzen Körper.

Abb. 8. Bei vielen Patienten sind auch die Körperfalten (hier die Analfalte) mit Schuppenflechte befallen. In diesen Bereichen kommt es durch den engen Haut-auf-Haut-Kontakt nicht zur Ausbildung der sonst typischen Schuppung. Daher erscheinen die Herde nur rot und glatt.

bildung aufweisen (Abb. 5a). Auf der anderen Seite kann die Entzündung schwächer sein, dafür aber die Schuppung sehr stark auftreten. Die Ausbildung dicker Schuppenpanzer ist dann möglich (Abb. 5b).

2.4.2 Tropfenförmige Schuppenflechte («Psoriasis guttata»)

Der Begriff «Psoriasis guttata» bedeutet «tropfenförmige Schuppenflechte». Bei dieser Form treten meist am gesamten Körper in relativ kurzer Zeit kleine, nur bis zu Cent-große, flache rötliche Flecken auf, bei denen die Schuppung oft nur sehr gering vorhanden ist (Abb. 7). Die Psoriasis guttata tritt fast ausschließlich bei einem akuten Schub der Schuppenflechte auf, vor allem wenn Provokationsfaktoren (siehe Kapitel 2.3) für die Auslösung des Schubes verantwortlich waren. Sind die Auslöser nicht mehr vorhanden kann die Psoriasis guttata sich zurückbilden oder es entwickeln sich weiteren Verlauf typische Herde einer gewöhnlichen Schuppenflechte.

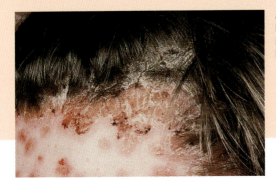

Abb. 9. Schuppenflechte am behaarten Kopf. Besonders typisch ist der Übergang der Herde vom behaarten Kopf auf die Stirn.

2.4.3 Schuppenflechte in Körperfalten («intertriginöse Psoriasis»)

Herde der Schuppenflechte können auch in Körperfalten vorkommen. Hierzu zählen die Falte zwischen den Pobacken (Analfalte, häufig befallen) (Abb. 8), die Achseln, die Leisten und bei Frauen die Falten unter den Brüsten. Bei übergewichtigen Patienten kommt häufig noch eine Bauchfalte hinzu, in der sich Schuppenflechte ausbilden kann. Das Besondere in diesen Körperbereichen ist das Fehlen der Schuppung auf den meist hochroten Herden. Dies ist durch den direkten Haut-Haut-Kontakt bedingt, bei dem sich eine so genannte feuchte Kammer bildet, die zur schnellen Auflösung der Schuppung führt. Diese Stellen bedürfen einer besonderen Therapie mit Milch (Lotio), Cremes oder Pasten, jedoch nur in Ausnahmefällen mit Salben oder Fettsalben.

2.4.4 Schuppenflechte am behaarten Kopf

Auch der behaarte Kopf zählt zu den bevorzugt von der Schuppenflechte befallenen Körperstellen. Für die Patienten macht besonders die im Haar und auf der Kleidung sichtbare Schuppung große Probleme. Häufig jucken die Herde zusätzlich. Typisch für die Kopfpsoriasis ist der Befall über die Stirn-Haar-Grenze hinaus (Abb. 6a und 6b, Abb. 9). Bei sehr ausgeprägten Formen kommt es zur asbestartigen Einmauerung der Haarschäfte (Abb. 10).

Normalerweise führt die Schuppenflechte am behaarten Kopf nicht zum Haarausfall. Ist der Befall ausgeprägt und werden die juckenden Stellen gekratzt kann es jedoch zu einem vorübergehenden Haarverlust kommen. Sehr selten wurden Zustände beschrieben, die durch Vernarbung im Gefolge sehr starker Entzündungsaktivität zu einem bleibenden Haarausfall führten. Die Behandlung hat

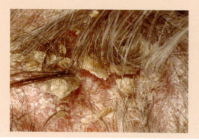
Abb. 10. Starke Schuppenbildung auf der Kopfhaut.

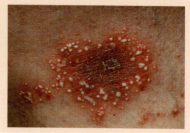
Abb. 11. Bei sehr hoher Krankheitsaktivität können Pusteln im Bereich bestehender Herde auftreten.

vor allem das Ziel, die Schuppung zu beseitigen und den eventuell vorhandenen Juckreiz zu nehmen. Dies wird im Kapitel 3.2 ausführlich besprochen.

2.4.5 Schuppenflechte mit eitrigen Bläschen («Pustulöse Psoriasis»)

Es gibt Sonderformen der Schuppenflechte, bei denen sich auf der Haut Pusteln bilden (Abb. 11). Diese Pusteln sind kleine Hohlräume in der Oberhaut, die mit Entzündungszellen gefüllt sind, die ihnen die typische gelbe Farbe verleihen. Im Gegensatz zu anderen pustulösen Erkrankungen sind bei der Schuppenflechte keine Bakterien darin enthalten, sie sind demnach nicht ansteckend.

Klinisch gibt es im Wesentlichen drei Formen der Schuppenflechte, die mit Pustelbildung einhergehen. Bei der schwersten Form, der seltenen generalisierten pustulösen Psoriasis, die nach ihrem Erstbeschreiber Leo Ritter von Zumbusch auch als «von-Zumbusch-Typ» bezeichnet wird, kommt es am ganzen Körper auf einer geröteten Haut zum Auftreten tausender kleiner Pusteln. Die betroffenen Patienten sind sehr krank und müssen unbedingt stationär in einer Hautklinik behandelt werden.

Bei Patienten mit einer Psoriasis vulgaris kann es z. B. im akuten Schub zum Auftreten kleiner Pusteln im Bereich der bestehenden Herde kommen. Dies zeigt eine sehr ausgeprägte entzündliche Aktivität in der Haut an. Auch diese Patienten sollten in einer Hautklinik behandelt werden.

Eine Sonderform der pustulösen Psoriasis tritt ausschließlich an Handflächen und Fußsohlen auf («Pustulosis palmo-plantaris»). Für die Patienten ist dieser Befall sehr belastend, da das Auftreten schmerzhaft ist und mit den Händen keine normalen Tätigkeiten ausgeübt werden können (Abb. 12). Diese Form der Erkrankung ist meist schwer zu behandeln und tritt immer wieder auf.

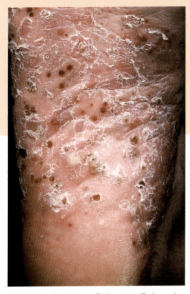
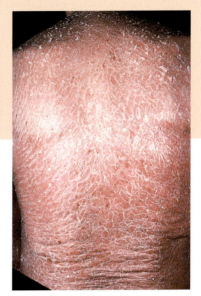

Abb. 12. Pustulöse Schuppenflechte an Handflächen und Fußsohlen. Diese Sonderform der Schuppenflechte tritt ausschließlich an den Handflächen und/oder, wie hier dargestellt, an den Fußsohlen auf. Typisch ist das Auftreten frischer (weißlich-gelber) und alter, eingetrockneter (brauner) Pusteln. Zusätzlich schuppt die befallene Haut stark.

Abb. 13. Eine sehr schwere, aber auch seltene Form der Schuppenflechte geht mit einem Befall der gesamten Hautoberfläche einher. Zusätzlich zum Hautbefall fühlen sich die Patienten krank, oft haben sie Fieber und stark geschwollene Lymphknoten.

2.4.6 Schuppenflechte des gesamten Körpers («Erythrodermie»)

Ein sehr schweres Krankheitsbild entsteht, wenn sich die gesamte Haut eines Patienten mit Schuppenflechte rötet und entzündet («Erythrodermie», Abb. 13). Es kommt dann auch zu einem Anschwellen vieler Lymphknoten, vor allem in den Leisten und in den Achseln. Die betroffenen Patienten sind schwer krank, haben meist Fieber und müssen stationär in einer Hautklinik versorgt werden.

2.4.7 Schuppenflechte der Nägel

Neben der Haut kann die Schuppenflechte auch die Nägel befallen. Bei einem ausgeprägten Befall kommt es zu einer starken Einschränkung der Gebrauchsfähigkeit der Finger und zu einer deutlichen Verminderung der Lebensqualität für die Betroffenen.

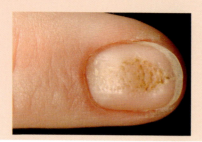

Abb. 14. Tüpfelnagel. Ein typischer Befund bei einer Beteiligung der Nägel sind kleine Einsenkungen im Nagel, die sogenannten «Tüpfel».

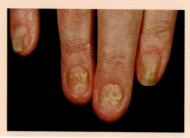

Abb. 15. Bei der Schuppenflechte kann es zu starken Wachstumsstörungen der Nägel kommen. Diese werden krümelig und lösen sich am freien Nagelende vom Nagelbett ab.

Verschiedene Formen der Nagelbeteiligung können unterschieden werden: Bei geringgradigem Befall des Nagelfalzes, der von außen meist nicht sichtbar ist, entstehen kleine Einsenkungen in der oberen Nagelplatte und führen so zum Bild des «Tüpfelnagels» (Abb. 14). Weiterhin können bräunliche Flecken unter den Nägeln auftreten, sogenannte «Ölflecken». Sie kommen durch einen leichten Befall des Nagelbettes zustande. Auffälliger ist die Ablösung des freien Nagelendes von der Fingerkuppe, die auch mit erhöhter Brüchigkeit des Nagels einhergehen kann. Bei Befall des gesamten Nagels durch die Schuppenflechte kommt es zur teilweisen Ablösung vom Nagelbett, zu starker Krümeligkeit des Nagels selbst und meist auch zu einer Rötung der Nagelränder (Abb. 15). Dabei kann sich der Nagel auch völlig ablösen.

2.4.8 Gelenkbeteiligung bei Schuppenflechte («Psoriasis-Arthritis»)

Auch die Gelenke können im Rahmen einer Schuppenflechte erkranken («Psoriasis-Arthritis»). Hiervon abzugrenzen sind Gelenkbeschwerden bei Patienten mit Schuppenflechte wie sie auch bei anderen Menschen ohne diese Grunderkrankung vorkommen. Dazu zählen z. B. Gelenkverschleiß («Arthrose»), Gelenk- und Muskelschmerzen bei Überanstrengung oder im Rahmen einer fieberhaften Erkältung («Arthralgien») und viele andere Erkrankungen im Bereich der Gelenke. Daher muss bei Patienten mit Schuppenflechte und Gelenkbeschwerden von entsprechend erfahrenen Ärzten überprüft werden, ob tatsächlich eine Psoriasis-Arthritis vorliegt oder ob diese Beschwerden eine andere Ursache haben.

Eine Psoriasis-Arthritis kann auch ohne Veränderungen an der Haut vorkommen. Das ist bei etwa 20 % der Patienten der Fall. Auch muss das Auftreten von Gelenkbeschwerden nicht mit einer Verschlechterung des Hautbefundes zusammenhängen. Allerdings haben Patienten mit Psoriasis-Arthritis häufiger eine Beteiligung der Nägel.

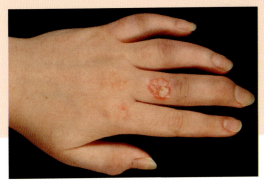

Abb. 16. Psoriasis-Arthritis. Bei einem Gelenkbefall im Rahmen der Schuppenflechte kann es zu einer Verdickung einzelner Finger kommen (so genannte Daktylitis). Diese Veränderungen sind sehr typisch für eine Psoriasis-Arthritis und kommen bei Rheumapatienten nicht vor.

Es gibt verschiedene klinische Formen mit unterschiedlichem Befall der Gelenke: Häufig sind die Fingergelenke betroffen, sie schwellen an, schmerzen und versteifen sich langsam. Es kann dabei ein dem Rheuma ähnliches Bild entstehen. Typisch für die Psoriasis-Arthritis ist ein Befall aller Gelenke eines Fingers, der dick anschwillt und schmerzt (dies wird leider auch als «Wurstfinger» bezeichnet, vom englischen «sausage digit») (Abb. 16). Auch Kniegelenke, die Kreuz-Darmbeingelenke und der untere Teil der Wirbelsäule können verändert sein.

Eine Sonderform stellt diejenige Psoriasis-Arthritis dar, bei der die betroffenen Patienten das HLA-Merkmal B27 tragen (siehe Kapitel 2.2). Kommen noch Veränderungen an den Augen (Bindehautentzündung), an der Harnröhre (Harnröhrenentzündung) und vor allem pustulöse («eitrige») Schuppenflechtenherde hinzu spricht man von sogenanntem Morbus Reiter oder der Reiter'schen Erkrankung.

Bei sehr aggressiven Formen der Psoriasis-Arthritis können die betroffenen Knochen schnell zerstört werden. Dies kann selten auch schon im Kindesalter der Fall sein. Die sofortige Einleitung einer entsprechenden Therapie kann dann eine weitere Zerstörung vermindern oder stoppen (siehe Kapitel 3.5.4).

Patienten mit Psoriasis-Arthritis sowie mit Morbus Reiter sollten immer von erfahrenen Fachärzten in Zusammenarbeit betreut werden (z. B. Hautarzt und Rheumatologe), damit Folgeschäden vermieden werden und die Therapie möglichst beide Veränderungen (Haut und Gelenke) positiv beeinflusst.

2.5 Schuppenflechte während der Schwangerschaft und Stillzeit

Das Verhalten der Schuppenflechte bei Patientinnen in der Schwangerschaft ist schwer vorhersagbar. Verbesserung, Verschlechterung oder Gleichbleiben des Hautzustandes sind möglich. Infektionen während der Schwangerschaft führen meist zu einer Verschlechterung. Für das Kind stellt eine Schuppenflechte der

Schwangeren kein Problem dar. Auch die Rate an Komplikationen ist im Vergleich zu hautgesunden Frauen nicht erhöht. Geburtskomplikationen durch eine Schuppenflechte der Gebärenden sind nicht bekannt. Auch in der Stillzeit ist keine Beeinträchtigung der Mutter durch die Schuppenflechte bekannt. Allenfalls bei einem starken Befall der Region um die Brustwarze kann es beim Stillen zu Reizerscheinungen kommen, die sich durch eine geeignete Lokalbehandlung aber vermeiden lassen. Das Stillen des Neugeborenen ist bei Schuppenflechte-Patientinnen uneingeschränkt möglich.

2.6 Erkennen der Schuppenflechte durch den Arzt (Diagnose)

Der erfahrene Hautarzt kann eine Schuppenflechte meist sicher und eindeutig feststellen. Bei durch Vorbehandlungen veränderten Herden oder bei nur wenigen sehr kleinen Stellen kann die Erkennung schwieriger sein. Meist kann aber im weiteren Verlauf oder durch Anwendung von Hautpflegeprodukten anstelle von Medikamenten die Diagnose gestellt werden, wenn die Herde wieder ihre typische Form erlangt haben. Gelegentlich hilft die Entnahme einer kleinen Hautprobe bei der Erkennung der Schuppenflechte, die sogenannte Hautbiopsie.

2.6.1 Auspitz-Phänomen

Ende des 19. Jahrhunderts fand der Dermatologe Heinrich Auspitz heraus, dass sich ein Schuppenflechtenherd durch Reiben in besonderer Weise verändern lässt. Das nach ihm benannte «Auspitz-Phänomen» kann typischerweise nur bei Patienten mit Schuppenflechte ausgelöst werden und hat daher wichtige diagnostische Bedeutung. Es besteht aus drei einzelnen Erscheinungen an der betroffenen Haut, die nacheinander ausgelöst werden können:

- Mit Hilfe eines Holzspatels wird über den schuppenden Herd gerieben, dabei wird die normalerweise gelblich aussehende Schuppung weißlich und sieht aus wie von einer Kerze abgeschabtes Wachs («Kerzenwachs-Phänomen»).
- Wird jetzt durch verstärktes Schaben mit dem Spatel die Schuppenauflagerung vollständig entfernt, so erscheint eine durchscheinend-glänzende hauchdünne Schicht («Phänomen des letzten Häutchens»).
- Wird mit dem Holzspatel weiter auf diesem Häutchen geschabt, so entstehen punktförmige Blutungen («Phänomen des blutigen Tau»).

Besonders charakteristisch für die Schuppenflechte ist dabei das «Phänomen des letzten Häutchens», das sich in dieser Form bei keiner anderen Hauterkrankung auslösen lässt.

2.6.2 Ähnliche Hauterkrankungen

Eigentlich ist die Schuppenflechte eine sehr charakteristische Erkrankung, die sich deutlich von anderen Hautkrankheiten unterscheidet. Bei nur wenigen Befallsstellen und in besonderen Situationen kann die Zuordnung von Herden zu einer Schuppenflechte mitunter aber schwierig sein:

Am behaarten Kopf kann die Schuppenflechte einem so genannten seborrhoischen Ekzem sehr ähnlich sein. Diese Hauterkrankung ist weit verbreitet und geht mit Herden am behaarten Kopf, im Gesichtsbereich (vor allem Nasen-Wangen-Falten, Augenbrauen, Kinn) und auf der Brust (Brustbeinregion) einher. Sie tritt besonders bei Patienten auf, die einen fettigen Hauttyp im Gesichtsbereich haben und unter fettigen Haaren leiden. Nach heutiger Auffassung führt die Besiedlung der Haut in diesen Bereichen mit einem speziellen Hefepilz zur Auslösung der Erkrankung. Die gute Wirkung von Pilz hemmenden Shampoos und Cremes mit Schuppen lösenden und Pilz hemmenden Zusätzen spricht auch für diese Auffassung. Auffällig beim seborrhoischen Ekzem ist neben roten Herden eine sich leicht ablösende fettig aussehende Schuppung. Diese Ekzemform ist wahrscheinlich die häufigste Ursache für starke Kopfschuppenbildung.

In den Körperfalten ist eine Ähnlichkeit der Schuppenflechte zu Wundsein («Intertrigo») oder Pilzbefall vorhanden. Sprechen diese Herde nicht auf pilzhemmende Pasten und Cremes an, weist dies meist auf das Vorliegen einer Schuppenflechte hin.

2.7 Juckreiz

Im Gegensatz zur Neurodermitis, bei der die Hautveränderungen immer quälend jucken, ist der Juckreiz bei Patienten mit Schuppenflechte nicht immer vorhanden. Etwa 40% aller Patienten geben an, ihre Schuppenflechte würde nur sehr selten jucken. Allerdings gibt es auch Formen der Schuppenflechte, die mit einem ausgeprägten Juckreiz einhergehen. Dies ist besonders dann der Fall, wenn die Herde gereizt sind (z. B. durch Austrocknung der Haut) oder eine Therapie nicht vertragen wird (z. B. UV-Licht). Patienten mit Schuppenflechte empfinden auftretenden Juckreiz jedoch nur selten als so quälend, dass sie ständig die Herde kratzen müssen.

2.8 Verlauf und Prognose der Schuppenflechte

Wie bereits dargestellt ist die Ursache der Schuppenflechte unbekannt. Die Ausprägung an der Haut ist bei den betroffenen Patienten vielgestaltig. Der Verlauf der Erkrankung ist für den Einzelnen nicht vorhersagbar.

Typischerweise verläuft die Erkrankung schubartig. Das bedeutet, es gibt Zeiten mit Befall der Haut und Zeiten, in denen die Haut äußerlich gesund aussieht. Wie lange diese Zeiträume dauern und wie ausgedehnt der Befall seien wird, kann nie vorhergesagt werden. Alle denkbaren Verläufe der Schuppenflechte sind möglich, auch viele Jahre völliger Erscheinungsfreiheit. Nur etwa 20 % aller Menschen, die an Schuppenflechte leiden, haben ständig Hautveränderungen. Nur ein kleiner Teil dieser Patienten ist schwer von der Erkrankung betroffen. Jedoch muss nochmals betont werden, dass die Schuppenflechte im Prinzip nicht heilbar ist. Auch wenn die Haut zeitweise nicht befallen ist oder durch geeignete Behandlung erscheinungsfrei geworden ist, können neue Herde jederzeit wieder entstehen.

3 Behandlung der Schuppenflechte
3.1 Äußerliche Behandlung

Für Hautkrankheiten wie die Schuppenflechte und vor allem bei geringer Ausdehnung eignet sich besonders die äußerliche Behandlung mit Salben und Cremes. Hierfür stehen eine Reihe von wirksamen Medikamenten zur Verfügung (Tab. 3). Im Folgenden soll kurz auf die einzelnen Wirkstoffe und ihre Anwendung eingegangen werden.

3.1.1 Kortikoide

Das körpereigene Hormon Kortison (genauer: Hydrokortison) ist für den Menschen lebenswichtig. Es wirkt entzündungshemmend und hat im Rahmen der körpereigenen, natürlichen Stressreaktion eine große Bedeutung. Hydrokortison ist auch als Medikament verfügbar, besitzt aber nur sehr schwache entzündungshemmende Eigenschaften. Chemische Veränderungen des Hydrokortisons führten zu der Entwicklung der sogenannten Kortikoide, also kortisonartiger Substanzen mit wesentlich stärkerer Wirkung, auch bei äußerer Anwendung. Kortikoide sind weltweit die am häufigsten für die Behandlung der Schuppenflechte verwendeten Medikamente. Sie werden je nach Wirkstärke in vier Klassen eingeteilt (I–IV), wobei die Klasse IV die am stärksten wirksamen Kortikoide beinhaltet.

Äußerlich angewendete Kortikoide führen sehr schnell zu einem Rückgang der Schuppenflechten-Herde. Besonders wirksam sind Kortikoide bei allen Formen der Schuppenflechte, die mit Juckreiz einhergehen. Schon nach wenigen Anwendungen ist der Juckreiz meist verschwunden. Vor allem auch am behaarten Kopf kann die Anwendung von Kortikoiden zu einer schnellen Besserung des Kopfhautzustandes führen. Diesen Vorteilen stehen nur wenige Nachteile entgegen, die fast ausnahmslos durch falsche Anwendung zustande kommen. Hierzu zählen das Dünnerwerden der Haut, ein vermehrtes Auftreten von kleinen erweiterten Blutgefäßen und eine leichtere Verletzlichkeit. Gelegentlich gewöhnt sich die Haut an die Behandlung mit Kortikoiden und es tritt ein Verlust der Wirkung ein.

Richtig angewendet bereiten die modernen Kortikoide keinerlei Probleme für die behandelten Patienten, obwohl viele erhebliche Vorurteile dieser Behandlung gegenüber haben. Diese beziehen sich jedoch meist auf länger zurückliegende Erfahrungen mit Behandlungen, die vor Jahrzehnten stattfanden (damals zum Teil mit großen Kortisonmengen), oder auf eine unsachgemäße Therapie. So sollen Kortikoide äußerlich nur kurzfristig, höchstens bis zu 8 Wochen ununterbrochen angewendet werden. Vor allem durch die Kombination mit z. B. einer Lichtbehandlung lässt sich die Dauer der Anwendung gut beschränken. Vorteilhaft ist auch die

Tab. 3. **Medikamente zur äußerlichen Behandlung der Schuppenflechte**

Wirkstoff(e)	Wirkstoff-Gruppe	Wichtigste Handelsnamen	Darreichungsformen	Wichtigste Hersteller
Hydrokortison und -Abkömmlinge, Prednicarbat, Triamcinolonacetonid, Betamethason, Mometason, Clobetasol und andere	Kortikoide	Viele	Viele Verschiedene	Viele
Anthralin	Anthracen-Abkömmling	Psoradexan®, Psoralon®, Micanol®	Salben, Stifte	Hermal, Bioglan
Calcipotriol	Vitamin-D_3-Abkömmling	Daivonex®, Psorcutan®	Lösung, Creme, Salbe	Leo, Intendis
Betamethason und Calcipotriol	Kortikoid und Vitamin-D_3-Abkömmlinge	Daivobet®, Psorcutan® Beta	Salbe	Leo, Intendis
Tacalcitol	Vitamin-D_3-Abkömmling	Curatoderm®	Salbe, Emulsion	Hermal
Calcitriol	Vitamin D_3	Silkis®	Salbe	Galderma
Tazarotene	Vitamin-A-Säure-Abkömmling	Zorac®	Gel	Pierre Fabre
Mahonia-aquifolium-Extrakt	Pflanzenextrakt	Rubisan®	Salbe®	DHU

kurze Behandlung mit Kortikoiden (2–3 Wochen) und nachfolgend mit anderen Medikamenten wie z. B. Vitamin-D_3-Abkömmlingen.

Häufig werden Kortikoide in Salben und Cremes eingesetzt, die in der Apotheke zubereitet werden. Dabei ist es für den Patienten meist schwierig, Kortikoide in diesen Rezepturen zu erkennen. Gezielte Nachfrage beim verschreibenden Arzt oder auch beim Apotheker hilft, die zu lange Anwendung derartiger Rezepturen zu vermeiden.

3.1.2 Cignolin (Anthralin/Dithranol)

Äußerlich wirksame Medikamente mit dem Wirkstoff Cignolin (auch als Anthralin oder Dithranol bezeichnet) werden nahezu ausschließlich zur Behandlung der Schuppenflechte verwendet. Cignolin ist der älteste Wirkstoff, der speziell für diese Erkrankung entwickelt wurde. Auch heute werden cignolinhaltige Salben und Stifte häufig zur wirksamen Behandlung der Schuppenflechte verwendet. Besonders bei der Therapie im stationären und teil-stationären Bereich («Tageskliniken») wird oft mit Cignolin behandelt. Vorzugsweise werden Salben aufgetragen und den Tag über auf der Haut belassen. Bekannt ist auch eine sogenannte Kurz-Kontakt-Therapie, bei der höher konzentriertes Cignolin auf die befallene Haut aufgetragen wird und nach kurzer Einwirkzeit (10–30 min) abgewaschen wird.

Die Cignolin-Behandlung ist normalerweise gut verträglich. Die Konzentration des Wirkstoffs wird während der Therapie laufend erhöht und der Wirksamkeit sowie möglichen Reizwirkungen angepasst. Bei sehr empfindlichen Patienten kann eine zu hohe Cignolin-Konzentration oder eine zu schnelle Steigerung zu Reizungen der Herde und der umgebenden Haut führen («Cignolin-Dermatitis»). Am behaarten Kopf ist die Anwendung von Cignolin wegen möglicher Verfärbungen der Haare nur sehr bedingt geeignet. Auch in den Körperfalten sollte nicht behandelt werden, da es hier zu Reizerscheinungen kommen kann. Da solche Reizungen sehr schwer mit anderen Medikamenten behandelt werden können, sollte die Cignolin-Behandlung nur von erfahrenen Ärzten angewendet werden.

Neben den erwähnten Reizungen kommt es bei der Behandlung mit Cignolin vor allem bei höheren Konzentrationen des Wirkstoffs zu einer bräunlichen Verfärbung der umgebenden Haut (sogenanntes Cignolin-Braun). Auch Bettwäsche, Handtücher, Dusch- oder Badewanne können diese Verfärbung bekommen.

An der Haut verschwindet die braune Farbe nach Absetzen der Behandlung sehr schnell wieder, jedoch kann sie an Gegenständen und Textilien sehr hartnäckig sein. Bedingt kann mit SIL-Fleckenspray (Fa. Henkel) eine solche Verfärbung wieder beseitigt werden.

Eine spezielle Salbe mit dem Wirkstoff Cignolin ist das Präparat Micanol®. Nach Auftragen der Salbe löst sich der in Kristalle eingearbeitete Wirkstoff durch die Hautwärme besonders im Bereich der Schuppenflechten-Herde auf. Nach kurzer Einwirkzeit (15–30 Minuten) wird die Salbe mit kaltem Wasser (nicht wärmer als 20 °C) abgewaschen. Dabei werden die nicht gelösten Kristalle in der Salbe durch Abwaschen mit entfernt. Durch diesen Herstellungstrick kommt es weniger zu Reizungen und Braunfärbung der umgebenden Haut. Auch die Verschmutzung von Wäsche und Bade- oder Duschwannen wird hierdurch vermieden.

Von Cignolin sind keinerlei Langzeit-Nebenwirkungen bekannt, es ist damit ein für Patienten sehr sicherer Wirkstoff.

3.1.3 Vitamin D und Vitamin-D-artige Wirkstoffe

Ein Wirkstoff, der ausschließlich für die Behandlung der Schuppenflechte entwickelt wurde, kam 1987 auf den Markt: die Substanz Calcipotriol, die durch chemische Veränderungen vom Vitamin D_3 abgeleitet ist. Vitamin D_3 ist ein lebenswichtiges fettlösliches Vitamin, das bei Menschen vor allem den Haushalt der Stoffe Kalzium und Phosphat reguliert und damit entscheidend für den Knochenstoffwechsel ist.

Neben dieser hormonellen Wirkung reguliert Vitamin D_3 die Erneuerung der Oberhaut und kann die gestörte Neubildung und Entwicklung dieser Zellen wieder normalisieren. Zudem reguliert es auch das Entzündungsgeschehen. Vitamin D_3 wird normalerweise über die Nahrung aufgenommen und im Körper, besonders auch in der Haut, in seine Wirkform, das sogenannte Calcitriol (1,25-Dihydroxycholecalciferol), umgewandelt. Calcitriol und calcitriolartige Wirkstoffe können nach dem Auftragen gut in die Haut eindringen und dann auch vom Körper aufgenommen werden. Deshalb können bei einer Aufnahme zu großer Mengen von Calcitriol durch die Haut Störungen in der Regulation des Kalzium- und Phosphathaushalts entstehen. Daher wurden die calcitriolartigen Wirkstoffe dahingehend weiterentwickelt, das diese Hormonwirkung möglichst gering ist, der Einfluss auf die Oberhautzellen und auf die Entzündung jedoch bestehen bleibt.

Der erste dieser Wirkstoffe war das schon erwähnte Calcipotriol, das in den Medikamenten Daivonex® und Psorcutan® enthalten ist. Beide Medikamente sind als Creme, Salbe oder Lösung erhältlich. Mit dem Wirkstoff Tacalcitol (Curatoderm®) ist ein weiteres Produkt dieser Art vorhanden, das als Salbe und Emulsion erhältlich ist. Im Gegensatz zu Calcipotriol wird für Tacalcitol das Auftragen nur einmal täglich empfohlen. Wirkung und Nebenwirkungen entsprechen weitgehend denen von Calcipotriol. Auch auf dem Markt ist der Wirkstoff Calcitriol (Silkis®). Die Wirkung von Calcitriol entspricht der der bisher verwendeten Vitamin-D_3-artigen Wirkstoffe.

Calcitriol, Calcipotriol und Tacalcitol sind im allgemeinen sehr gut verträglich. Zu Beginn der Behandlung kann es bei einigen Patienten zu einem leichten Brennen nach Auftragen auf die Haut kommen, das sich im weiteren Verlauf der Therapie verliert. Sehr wenige Patienten vertragen die Wirkstoffe nicht und reagieren mit starken Reizungen im Bereich der behandelten Herde. Besonders für Calcitriol sind Rötungen des Gesichts beschrieben die auch dann auftreten, wenn an anderen Körperstellen (z. B. an den Beinen) behandelt wird.

Die Kombination des Wirkstoffs Calcipotriol mit einem bewährten Kortikoid in einer Salbe (Daivobet®/Psorcutan®Beta) hat die äußerliche Therapie der Schuppenflechte wesentlich einfacher gemacht. Die empfohlene Anwendung einmal am Tag über 4 Wochen führt zu einer wesentlichen Verbesserung des Hautzustandes, der dann durch Fortsetzung der Behandlung nur mit dem Wirkstoff Calcipotriol stabilisiert werden kann. Die Verträglichkeit dieser Therapie-Strategie ist auch bei länger dauernder Anwendung sehr gut.

3.1.4 Retinoide (Tazaroten)

Der Wirkstoff Tazaroten (Zorac®) gehört in die Stoffklasse der sogenannten Retinoide. Retinoide sind Substanzen, die vom Vitamin A abgeleitet sind. Die heute zur Behandlung der Schuppenflechte verwendeten Retinoide besitzen aber keine Vitaminwirkung mehr.

Tazaroten liegt als Gel vor. Die Gel-Form trocknet die Haut nicht aus und wird von den Patienten im allgemeinen als angenehm empfunden. Tazaroten ist ein vergleichsweise schwächer wirkender Stoff als Kortikoide oder Vitamin-D_3-Abkömmlinge. Bis zur deutlichen Besserung der Psoriasis-Herde ist meist eine Behandlung über mehr als 4 Wochen erforderlich. Nicht jeder Psoriasis-Patient spricht gut auf die Tazaroten-Therapie an. Reizwirkungen (Brennen, Rötung) nach dem Auftragen des Gels gehören zu den häufigsten Nebenwirkungen. Bei einigen Patienten nehmen diese Reizungen bei weiterer Behandlung mit Tazaroten ab, bei anderen zwingen sie zum Absetzen der Therapie.

3.1.5 Mahonia aquifolium-Extrakt

In Deutschland ist eine Salbe zur Behandlung der Psoriasis im Handel, die als Wirkstoff einen Extrakt der Pflanze Mahonia (botanisch: *Mahonia aquifolium*) enthält (Rubisan®). Die alleinige Anwendung der extrakthaltigen Salbe führt zu keiner wesentlichen Besserung der Herde. Jedoch kann durch Rubisan®-Anwendung eine beispielsweise mit Kortikoiden erfolgreich vorbehandelte Psoriasis in einem gebesserten Hautzustand gehalten werden. Nebenwirkungen von *Mahonia-aquifolium*-Extrakt sind bis auf Unverträglichkeiten gegen den Wirkstoff oder die Salbeninhaltsstoffe nicht bekannt.

3.1.6 Teere

Die äußerliche Anwendung von Teeren oder Teerextrakten war früher eine Standardbehandlung der Schuppenflechte.

Teere wirken auf die gestörte Zellerneuerung und haben zudem schwach entzündungshemmende Eigenschaften. Es gibt sehr viele verschiedene Teerarten, die je nach ihrem Ursprung charakteristische Zusammensetzungen haben. Steinkohlenteer («Pix lithanthracis») ist ein Gemisch aus vielen hundert verschiedenen Einzelsubstanzen, die nur teilweise bekannt sind. Es handelt sich um ein so genanntes trockenes Destilat von grau-schwarzer Farbe und zäher Beschaffenheit, das aus Steinkohle gewonnen wird. In der Dermatologie wird heute nur noch ein Auszug aus dem Steinkohlenteer, der «Liquor carbonis detergens» (LCD), verwendet. LCD ist nahezu farblos, besitzt aber noch einen typischen strengen Geruch. Bei der äußerlichen Anwendung zur Behandlung der Schuppenflechte wird LCD in Konzentrationen bis zu 10 % in Salben verwendet.

Verglichen mit anderen lokal angewendeten Medikamenten ist die Wirkung von Teeren vergleichsweise schwach. Sie eignen sich somit nur für leichte Formen der Erkrankung oder zur Nachbehandlung. Als sehr störend wird in der Regel der Geruch empfunden, der auch längere Zeit nach Auftragen der Salbe anhält. Als unerwünschte Arzneimittelwirkungen einer äußerlichen Teerbehandlung können Reizungen der Haut auftreten und der strenge Geruch führt nicht selten zu Übelkeit.

Teere machen die Haut empfindlich gegenüber Sonnenbestrahlung, was bei der Anwendung beachtet werden muss. Bei der dermatologischen Anwendung von Teeren an der Haut kommt es jedoch nach gegenwärtigem Stand des Wissens auch nach Jahren nicht zum vermehrten Auftreten von Hautkrebs.

3.2 Schuppenlösung

Die Beseitigung von Schuppen auf Herden kann aus zwei Gründen sinnvoll sein: zum einen aus kosmetischen Gesichtspunkten, zum anderen, damit nachfolgend lokal angewendete Medikamente besser wirken können und die Schuppenauflagerung nicht «isolierend» wirkt.

Zur Lösung festhaftender Schuppen wird medizinisch meist Salicylsäure in verschiedenen Cremes oder Salben angewendet. Der Wirkstoff Salicylsäure bewirkt eine Auflösung der Haftung zwischen den einzelnen Hornzellen und eignet sich daher zur Entfernung von stärkeren Schuppenauflagerungen vor einer weiterführenden Behandlung mit lokalen Medikamenten oder UV-Licht. Gängig ist die Anwendung von Salicylsäure bis zu 10 %ig in Vaseline für Körperherde, als Salicylcreme oder -öl für den behaarten Kopf. Die Anwendungszeit sollte wenige Tage nicht überschreiten, da der Wirkstoff gut vom Körper aufgenommen wird und in höheren Konzentrationen Vergiftungserscheinungen hervorrufen kann. Bei Kindern sollten Salicylsäure-haltige Zubereitungen überhaupt nicht verwendet werden, da durch die kindliche Haut sehr viel Wirkstoff vom Körper aufgenommen wird und schädigend besonders auf Nieren, Gehör und Zentralnervensystem wirkt.

In vielen Shampoos findet sich der Wirkstoff Zink-Pyrithion, der eine schwache Schuppen lösende Wirkung hat. Jedoch lassen sich Schuppen auch durch sogenannte emulgierende Cremes (z. B. die Rezeptur Unguentum emulsificans aquosum) entfernen. Dies hat den Vorteil, dass derartige Cremes keinerlei Nebenwirkungen besitzen und sich problemlos auch bei Kindern anwenden lassen. Am behaarten Kopf können diese Cremes ebenfalls angewendet werden (z. B. über Nacht), da sie sich mit allen handelsüblichen Shampoos problemlos auswaschen lassen. Auch Vitamin D_3 und -Abkömmlinge besitzen die Eigenschaft, Schuppenbildung schnell und wirksam zu vermindern. Am behaarten Kopf, im Genitalbereich oder an anderen besonders behaarten Körperarealen lassen sich nur die auswaschbare Cremegrundlage und die Lösung (Daivonex®-, Psorcutan®-Creme/Lösung oder Curatoderm®-Emulsion) verwenden. Als Shampoo hat sich bei den Patienten besonders Head&Shoulders® bewährt.

Mitunter ist eine wirksame Beseitigung der lästigen Schuppenbildung für viele Patienten schon ein guter bis ausreichender Therapieerfolg.

3.3 Hautpflege

Die ständige Hautpflege wird häufig leider aus einer Vielzahl von Gründen von Psoriasis-Patienten vernachlässigt. Dies geschieht jedoch zu Unrecht, da die regelmäßige Anwendung hautpflegender Präparate nicht nur hilft, die gestörte Barrierefunktion der Haut wiederherzustellen, sondern auch dazu dient, das Auftreten neuer Schuppenflechtenherde durch Reizerscheinungen wie Austrocknung zu verhindern. Auch viele Therapien wie z.B. die Bade- oder Lichtbehandlung führen zu einer Belastung der Haut durch Reizungen und Austrocknung. Daher ist die regelmäßige Hautpflege ein wesentlicher Bestandteil jeder Therapie bei der Schuppenflechte.

Die verwendete Hautpflege sollte dem Hauttyp des jeweiligen Patienten angepasst sein. Trockene Haut bedarf einer eher fetten (Salben), fettigere Haut einer weniger fetten (Cremes, Körpermilch) Pflege. Neben bewährten hautärztlichen Rezepturen bietet die pharmazeutische Industrie jetzt auch komplette Pflegeserien an, die speziell für Patienten mit Schuppenflechte entwickelt wurden.

3.4 Kosmetik

Medizinische Hautpflege und Kosmetik überschneiden sich in vielen Bereichen. Selbstverständlich ist auch die Anwendung kosmetischer Produkte zur Hautpflege sinnvoll, solange sie vom Patienten gut vertragen werden. Dabei ist meist gleichgültig, ob teure oder preiswerte Artikel verwendet werden. Es sollte darauf geachtet werden, Produkte zu verwenden, deren Inhaltsstoffe auf der Packung angegeben sind und bei der Auswahl einen ausreichenden Fettgehalt (Creme und Salbe enthalten mehr Fett als Körpermilch/Lotion) zu wählen. Auch die Anwendung von Make-up, Lippenstift, Lidschatten ist völlig unbedenklich, solange sich Schuppenflechtenherde z. B. im Gesicht dadurch nicht verschlechtern.

3.5 Innerliche Behandlung der Schuppenflechte

Eine innerliche Therapie der Schuppenflechte wird immer dann notwendig, wenn der Befall ausgedehnt ist oder es immer wieder zu Verschlechterungen nach äußerlicher Behandlung und/oder Lichttherapie kommt. Mitunter kann eine innerliche Therapie auch dann durchgeführt werden, wenn bevorzugt sichtbare Hautflächen wie Gesicht, behaarter Kopf, Hals und Hände befallen sind und der Patient einen Beruf mit Publikumskontakt hat.

Für die innerliche Behandlung, auch «systemische Therapie» genannt, stehen eine Reihe von wirksamen Medikamenten zur Verfügung. Allen ist gemeinsam, dass die Anwendung mit großer Sorgfalt und unbedingt nach den Anweisungen des behandelnden Arztes erfolgen muss. Von besonderer Bedeutung ist die Einhaltung der empfohlenen Termine für ärztliche Kontrolluntersuchungen. Diese sind oft mit einer Blutentnahme verbunden um eventuelle Risiken der Therapie frühzeitig erkennen zu können. Verhaltens- und/oder Diätempfehlungen (z. B. Meiden von alkoholischen Getränken) sollten unbedingt befolgt werden.

3.5.1 Retinoide (Acitretin)

Der Wirkstoff Acitretin (Neotigason®) gehört in die Gruppe der Vitamin-A-Abkömmlinge, die auch als Retinoide bezeichnet werden. Jedoch besitzt er keinerlei Vitaminwirkung mehr, sondern reguliert vor allem die bei der Schuppenflechte gestörte Erneuerung der Oberhautzellen. Die therapeutische Wirkung von Acitretin alleine ist im Vergleich zu anderen innerlichen Medikamenten zur Behandlung der Schuppenflechte eher schwach ausgeprägt. In der Kombination mit einer PUVA-Therapie (siehe Kapitel 3.7.2), die auch als «Re-PUVA» bezeichnet wird, kann eine deutliche Wirkungsverstärkung erreicht werden. Die klinische Erfahrung hat gezeigt, dass Formen der Schuppenflechte, die mit einer Pustelbildung einhergehen, gut auf Acitretin ansprechen. Dies gilt vor allem für die pustulöse Schuppenflechte an Handflächen und Fußsohlen.

Die Behandlung mit Acitretin kann mit einer Reihe von Nebenwirkungen verbunden sein. Vor allem bei höheren Dosierungen werden die Lippen sehr trocken und spröde, es kann zu Mundtrockenheit kommen. Auch an den Augen kann es zu einem Trockenheits- und Fremdkörpergefühl kommen. Gelegentlich tritt unter einer längerdauernden Acitretin-Behandlung Haarverlust auf, der jedoch nach Absetzen des Medikamentes in aller Regel wieder zurückgeht.

Der Arzt muss während der Therapie mit Acitretin regelmäßig das Blut kontrollieren. Besonders die Funktion der Leber, das Blutbild (vor allem die Zahl der weißen und der roten Blutkörperchen) und die Blutfettwerte werden dabei überwacht. Kommt es zu Veränderungen dieser Werte, muss die Acitretin-Dosis vermindert oder das Medikament abgesetzt werden.

Ein wesentlicher Nachteil von Acitretin ist, dass es von Frauen im gebärfähigen Alter nicht eingenommen werden darf. Kommt es unter der Therapie mit diesem Wirkstoff zu einer Schwangerschaft, so sind Fehlbildungen beim Kind fast sicher. Da ein Abbauprodukt von Acitretin im Fettgewebe des Körpers gespeichert wird, können diese Fehlbildungen bis zu 2 Jahre nach Einnahme der letzten Kapsel immer noch auftreten.

Ein Vorteil von Acitretin liegt darin, dass nach gegenwärtigem Wissensstand auch nach längerer Einnahme keine anderen Risiken, wie z. B. eine Entwicklung von Hauttumoren, auftreten. Eine Kombination von Acitretin mit lokal wirksamen Medikamenten wie Kortikoiden, Vitamin-D_3-artigen Wirkstoffen und Anthralin ist möglich. Wie schon erwähnt kann eine Kombination mit der PUVA-Therapie die Wirksamkeit von Acitretin deutlich steigern. Die Kombination mit anderen innerlich angewendeten Medikamenten zur Behandlung der Schuppenflechte wird nicht empfohlen.

3.5.2 Fumarsäureester

Die gute Wirkung von Fumarsäureestern (auch als «Fumarate» bezeichnet) auf die Schuppenflechte ist seit 1959 bekannt. Fumarsäureester wirken über eine Regulation gestörter, für die Entzündungsreaktion wichtiger Prozesse.

Zur Behandlung wird eine Mischung verschiedener Fumarsäureester verwendet, die als zugelassene Medikamente im Handel sind. Fumarsäure selbst ist ohne Wirkung auf die Schuppenflechte und zudem schlecht verträglich. Zur Behandlung sollten heute unbedingt die in Deutschland zugelassenen Medikamente (Fumaderm®, Fumaderm® initial) und nicht von Apotheken hergestellte Mischungen verwendet werden.

Die Therapie wird nach einem festgelegten Einnahmeschema durchgeführt. Zu Beginn der Behandlung wird das Präparat Fumaderm® initial einmal täglich in der ersten Woche, zweimal täglich in der zweiten Woche und dreimal täglich in der dritten Woche eingenommen. Bei guter Verträglichkeit wird ab der vierten Woche auf das stärkere Präparat Fumaderm® umgestellt und wiederum mit einer Tablette pro Tag begonnen. Die Anzahl der Tabletten pro Tag wird dann wöchentlich jeweils um eine Tablette gesteigert bis eine Höchstdosis von 3 × 2 Tabletten pro Tag erreicht ist. Die Gesamtmenge der eingenommenen Tabletten hängt von Ansprechen der Schuppenflechte auf die Behandlung ab. Genügt bei manchen Patienten schon eine Tablette Fumaderm®, so sind bei anderen 6 Tabletten pro Tag nötig, um die gleiche Verbesserung des Hautzustandes zu erreichen. Daher sollte immer versucht werden, mit möglichst wenig Tabletten pro Tag auszukommen.

Die Fumarsäureester-Therapie eignet sich vor allen für die normale Form der Schuppenflechte (Psoriasis vulgaris). Bei länger dauernder Behandlung bessern sich auch befallene Nägel und auch Gelenkbeteiligungen werden positiv beeinflusst.

Der guten Wirkung der Fumarate stehen eine Reihe von Nebenwirkungen entgegen. Häufig leiden Patienten während der Behandlung an Störungen des Magen-Darm-Traktes. Diese können sich in Unwohlsein nach Tabletteneinnahme, aber auch in schweren Durchfällen äußern. Typische Nebenwirkungen dieses Medikamentes sind aufsteigende Hitze und Rötung des Gesichts, bis hin zu Kopfschmerzen (sogenannte Flush-Symptome), die nur wenige Minuten oder bis zu Stunden andauern können. Da unter einer Fumarat-Therapie bestimmte weiße Blutkörper-

Tab. 4. Innerliche Medikamente zur Behandlung der Schuppenflechte

Wirkstoff	Handelsname(n)	Hersteller
Acitretin	Neotigason®	Hoffmann-La Roche
Ciclosporin	Sandimmun® optoral, Immunosporin®	Novartis
Fumarsäureester	Fumaderm® initial, Fumaderm®	Fumedica Fumapharm
Methotrexat	z. B. Lantarel®	Lederle
Etanercept	Eubrel®	Wyeth
Efalizumab	Raptiva®	Serono
Infliximab	Remicade®	Essex Pharma

chen vermindert, andere dagegen vermehrt auftreten können, müssen regelmäßige Kontroll-Untersuchungen beim behandelnden Arzt durchgeführt werden. Neben dem Blutbild werden auch Leber- und Nierenwerte sowie der Urin kontrolliert, da es in seltenen Fällen zu einer vermehrten Eiweißausscheidung im Harn unter Fumarsäureester-Therapie kommen kann.

Die von Experten für die Therapie mit Fumarsäureestern aufgestellten Empfehlungen sehen vor, dass eine Dauerbehandlung über mindestens 2 Jahre durchgeführt werden kann. Hierfür ist die regelmäßige Kontrolle durch den Arzt Voraussetzung. Die Behandlung kann mit äußerlich wirksamen Medikamenten wie Kortikoiden, Vitamin-D_3 und -Abkömmlingen oder Anthralin kombiniert werden. Mit anderen innerlich wirksamen Medikamenten oder UV-Licht sollte nur in Ausnahmefällen gleichzeitig behandelt werden.

3.5.3 Ciclosporin

Seit Anfang der 1980er Jahre wird der Wirkstoff Ciclosporin weltweit bei Patienten angewendet, die ein Organ verpflanzt bekommen haben. Das Medikament verhindert, das der Körper das fremde Organ wieder abstößt. Schon bald zeigte sich auch eine sehr gute Wirkung von Ciclosporin bei Patienten mit Schuppenflechte. So ist das Medikament Sandimmun® optoral/Immunosporin® auch zur Therapie der Schuppenflechte zugelassen.

Ciclosporin beeinflusst vor allem die Aktivität von Entzündungszellen («Lymphozyten»), die bei der Schuppenflechte eine wichtige Rolle spielen. Aber auch die sogenannten Mastzellen werden durch Ciclosporin gehemmt. Das Medikament wird als Kapseln oder Trinklösung zweimal täglich eingenommen. Die Dosierung richtet sich nach dem Schweregrad der Schuppenflechte und wird auf das Körpergewicht bezogen.

Ciclosporin eignet sich vor allem zur Behandlung der Psoriasis vulgaris. Aber auch Formen der Schuppenflechte mit Pustelbildung und/oder Rötung der gesamten Haut des Körpers (sogenannte «Erythrodermie») sprechen gut an. Meist zeigt sich eine deutliche Verbesserung des Hautzustandes nach 4–6 Wochen. Bei Patienten, die besonders gut auf Ciclosporin ansprechen, kann eine völlige Erscheinungsfreiheit erreicht werden.

Zu den Nebenwirkungen einer Therapie mit Ciclosporin gehören eine Einschränkung der Nierenfunktion, die Entstehung oder Verschlechterung eines Bluthochdrucks, Zahnfleischwucherungen, verstärkter Haarwuchs und Müdigkeit. Daher müssen während der Behandlung mit Ciclosporin regelmäßige Kontrolluntersuchungen beim Arzt stattfinden. Hier wird der Blutdruck kontrolliert und durch eine Blutentnahme Nieren-, Blut-, Leber- und Blutfettwerte bestimmt. Da es, vor allem bei Patienten, die zur Behandlung ihrer Schuppenflechte schon sehr häufig eine PUVA-Therapie bekommen haben, während oder nach der Einnahme von Ciclosporin selten zur Entwicklung oberflächlicher Hauttumoren kommen kann, muss der behandelnde Arzt auch die Haut genau kontrollieren.

In den meisten Fällen wird mit Ciclosporin die Kurzzeit-Intervall-Therapie durchgeführt. Hierbei wird nur so lange Ciclosporin eingenommen, bis der Hautzustand sich wesentlich verbessert hat. Dann wird das Medikament abgesetzt und z. B. mit Cremes oder Salben, eventuell in Kombination mit einer Lichttherapie, weiterbehandelt. Diese Anwendungsform hat den Vorteil, dass das Risiko von Nebenwirkungen deutlich begrenzt wird, oder solche gar nicht auftreten. Kommt es wieder zu einer Verschlechterung der Schuppenflechte, die eine innerliche Behandlung erforderlich macht, kann Ciclosporin in gleicher Weise wieder eingesetzt werden.

Bei sehr schweren Verlaufsformen der Schuppenflechte mit hoher Krankheitsaktivität kann es notwendig sein, die Behandlung mit Ciclosporin über längere Zeit ununterbrochen durchzuführen. In diesen Fällen wird versucht, mit der niedrigsten Dosis auszukommen, durch die noch eine ausreichende Kontrolle der Hautveränderungen möglich ist. Regelmäßige Kontrolluntersuchungen helfen dem Arzt, eventuell auftretende Nebenwirkungen zu erkennen und geeignete Maßnahmen zu ergreifen. Jedoch sollte nur in ausgewählten Einzelfällen eine ununterbrochene Therapie mit Ciclosporin von mehr als zwei Jahren durchgeführt werden.

Die Behandlung mit Ciclosporin kann mit lokalen Maßnahmen wie beispielsweise der Anwendung von Kortikoiden, Anthralin, Vitamin D_3 und -Abkömmlinge sowie Tazaroten kombiniert werden. Eine gleichzeitige Behandlung mit UV-Licht sollte nicht durchgeführt werden. Auch sollte Ciclosporin nicht mit anderen innerlich wirksamen Medikamenten kombiniert werden (Ausnahme: Methotrexat).

3.5.4 Methotrexat

Der Wirkstoff Methotrexat (MTX) wird schon seit den 1950er Jahren zur innerlichen Behandlung der Schuppenflechte eingesetzt. MTX wurde ursprünglich zur Therapie von Tumoren entwickelt. Bald wurde jedoch entdeckt, dass schon viel geringere Mengen dieses Medikamentes sehr gut auf die Schuppenflechte wirken, vor allem auf Formen, die mit einer Pustelbildung einhergehen. Der wichtigste Einsatz von MTX ist allerdings die Behandlung der Psoriasis-Arthritis und des Gelenk-Rheumas (rheumatoide Arthritis).

MTX wirkt auf verschiedene Faktoren, die an der Entstehung von Psoriasis-Herden beteiligt sind. Der Wirkstoff bremst die zu schnelle Zellerneuerung der Oberhautzellen und hemmt die Aktivität von Entzündungszellen in der Haut und in den betroffenen Gelenken. In den bei der Schuppenflechte eingesetzten Konzentrationen hat MTX keinerlei Wirkung gegen Tumoren («Geschwülste»).

MTX kann in Form von Tabletten eingenommen werden, oder als Spritze in den Muskel, die Vene oder in die Haut («subkutan») verabreicht werden. Welche Art der Anwendung am günstigsten ist, entscheidet der Arzt. Bevorzugt wird wegen der besseren Wirkung in der Regel die Gabe von MTX in die Vene oder subkutan, die einmal in der Woche vorgenommen wird. Sie ermöglicht eine gute Verteilung des Wirkstoffs im erkrankten Gewebe und eine sichere Steuerung der Therapie. Die Behandlung mit Tabletten setzt Erfahrung und sehr große Genauigkeit des Patienten voraus, da die Einnahme nach einem vorgegebenen Schema erfolgen muss. Bei Abweichungen hiervon kann es entweder zu einer unzureichenden Wirkung oder aber zu Vergiftungserscheinungen kommen.

Die Behandlung mit MTX führt bei den pustulösen Formen der Schuppenflechte schnell zu einer Besserung des Hautzustandes. Bei der unkomplizierten Schuppenflechte mit lange bestehenden Herden ist MTX vergleichsweise weniger gut wirksam. In der Regel wird eine MTX-Therapie so lange durchgeführt, bis ein guter Hautzustand hergestellt ist oder die Entzündung der Gelenke abgeklungen ist.

Ein Nachteil von MTX ist, dass sich der Körper die Gesamtmenge des eingenommenen Medikamentes «merkt». Diese Eigenschaft wird medizinisch als «kumulative Toxizität» («Gesamtgiftigkeit») bezeichnet. Daher darf einem Patienten über die Lebenszeit nur eine begrenzte Menge von MTX zugeführt werden. Da Menschen unterschiedlich empfindlich auf die Gesamtmenge verabreichten MTX reagieren, werden vom Arzt regelmäßige Kontrollen vor allem der Leberfunktion und des Blutbildes durchgeführt. Eine Bestimmung des Leberstoffwechsels kann helfen, beginnende Schädigungen der Leber durch MTX frühzeitig zu erkennen.

Selten ist es aber auch notwendig, das Lebergewebe selbst zu untersuchen, um Veränderungen erkennen zu können.

Die innerliche Behandlung mit MTX kann mit einer äußerlichen Gabe von Kortikoiden, Anthralin, Vitamin D_3 und -Abkömmlingen sowie mit Tazaroten kombiniert werden. Nicht zur Kombination mit MTX wird die Anwendung von UV-Licht empfohlen. Bei sehr schweren Formen der Schuppenflechte kann durch die kurzfristige Kombination von MTX und Ciclosporin oder den Biologics Etanercept und Infliximab schnell eine Besserung des Hautzustandes erreicht werden. Anschließend wird mit nur einem der beiden Medikamente weiterbehandelt. Die Kombinationstherapie von MTX und Ciclosporin darf nur von sehr erfahrenen Ärzten kurzzeitig und unter regelmäßiger Kontrolle durchgeführt werden.

3.5.5 Biologics

In den letzten Jahren sind völlig neuartige Medikamente zur Behandlung der Schuppenflechte entwickelt worden, die mit Hilfe biotechnologischer Verfahren hergestellt und daher auch als «Biologics» bezeichnet werden. Sie sind Stoffen des natürlichen Abwehrsystems nachempfunden. Mit diesen Medikamenten sind sehr gezielte Eingriffe in die entzündlichen Reaktionen bei der Schuppenflechte und/oder der Psoriasis-Arthritis möglich. Allerdings ist die Anwendung an bestimmte Voraussetzungen gebunden, die der behandelnde Arzt beachten muss. Die Therapie mit «Biologics» ist nur für Patienten sinnvoll, die an schweren, immer wiederkehrenden Formen der Schuppenflechte leiden, und/oder bei denen die Gelenke stark befallen sind. Für Menschen mit nur leichten Formen der Schuppenflechte sind diese Medikamente ungeeignet. Im Folgenden werden die zurzeit in Deutschland zur Behandlung der Psoriasis bzw. Psoriasis-Arthritis zugelassenen «Biologics» beschrieben.

3.5.5.1 Etanercept (Enbrel®)

Der Wirkstoff Etanercept ist ein Fusionsprotein («zusammengesetzter Eiweißstoff»), das einen für die Entzündung in der Haut und den Gelenken sehr wichtigen Botenstoff (so genannter «Tumor-Nekrose-Faktor alpha, TNF α») bindet und damit seine entzündungsfördernde Aktivität blockiert. Enbrel® ist für die Behandlung der Schuppenflechte der Haut und der Gelenke zugelassen und wird als Spritze in die Haut zweimal wöchentlich gegeben. Die Gelenkbeschwerden sprechen schnell und sehr gut auf die Behandlung an, einer möglichen Zerstörung von Knorpel und Knochen wird vorgebeugt. Auch die Schuppenflechte an der Haut spricht gut an, allerdings tritt die Wirkung erst nach längerer Therapiedauer (ca. 3 Monate) ein und bedarf in der Regel einer höheren Dosierung des Medikamentes. Die Verträglichkeit ist gut, unerwünschte Arzneimittelwirkungen treten selten auf und lassen sich durch entsprechende ärztliche Kontrolluntersuchungen gut erfassen.

Vor Beginn der Behandlung mit Enbrel® muss eine Tuberkulose sicher ausgeschlossen werden (meist durch Röntgen-Untersuchungen der Lunge und/oder Hauttest).

3.5.5.2 Infliximab (Remicade®)

Bei dem Wirkstoff Infliximab handelt es sich um einen «monoklonalen Antikörper», der als Infusion in die Vene gegeben wird. Auch Infliximab blockiert den entzündungsfördernden Botenstoff TNF α. Remicade® ist für die Therapie der Psoriasis-Arthritis zugelassen, eine Zulassung für die Behandlung der Schuppenflechte der Haut wird für Ende des Jahres 2005 erwartet.

Remicade® ist zurzeit das am stärksten und schnellsten wirksame Medikament für die Therapie der Schuppenflechte und der Psoriasis-Arthritis. Bereits 1–2 Wochen nach der ersten Infusion kommt es zu einer Besserung der Hautveränderungen, die Wirkung auf die erkrankten Gelenke ist noch schneller, einer weiteren Zerstörung von Knochen und Knorpel wird wirksam vorgebeugt. Später werden Remicade®-Infusionen in Abständen von 6–8 Wochen gegeben.

Zu den Nebenwirkungen zählen besonders Reaktionen während der Infusion, unerwünschte Arzneimittelwirkungen können durch eine entsprechende ärztliche Kontrolle gut erfasst werden. Auch für die Anwendung von Remicade® ist der sichere Ausschluss einer Tuberkulose vor und bei länger dauernder Gabe auch während der Behandlung notwendig.

3.5.5.3 Efalizumab (Raptiva®)

Auch Efalizumab ist ein «monoklonaler Antikörper», der ein für die Anheftung von Entzündungszellen an Gefäßwandzellen wichtiges Ankereiweiß blockiert. Dadurch können die im Blut befindlichen Entzündungszellen nicht in die Haut einwandern, was zu einer deutlichen Verminderung der Entzündungsreaktion führt. Raptiva® ist nur für die Behandlung der Schuppenflechte an der Haut zugelassen und wird einmal pro Woche in die Haut gespritzt. Bei Patienten mit Psoriasis-Arthritis ist das Medikament nicht wirksam. Die Wirkung von Raptiva® setzt nach 6–8 Wochen ein. Bei länger dauernder Therapie kann eine weitere Verbesserung der Wirkung erzielt werden.

Die Behandlung mit Raptiva® wird gut vertragen, durch regelmäßige ärztliche Kontrolluntersuchungen lassen sich unerwünschte Arzneimittelwirkungen rechtzeitig erkennen. Nach Absetzen von Raptiva® kann es bei den Patienten zu einem sehr schnellen und mitunter auch sehr starken Wiederauftreten der Schuppenflechte kommen.

3.6 Bade-Therapie
3.6.1 Sole-Therapie

Schon im Altertum war die gute Wirkung von Salzbädern auf die Schuppenflechte bekannt. Besonders Heilbäder mit Solequellen wurden von den Betroffenen aufgesucht. Auch Bäder im Salzwasser der Nordsee gelten als eine gute Begleittherapie zu anderen Behandlungsverfahren der Schuppenflechte.

Während der Salzgehalt des Nordseewassers etwa 3,5 % beträgt enthält eine Sole zwischen 20 und 30 % Salz. Dabei ist das Kochsalz (Natriumchlorid) Hauptbestandteil, Beimengungen bestehen vor allem aus Kalium- und Magnesiumchlorid. Wissenschaftliche Untersuchungen haben gezeigt, dass durch das Baden in Sole entzündungsfördernde Stoffe aus der Haut von Schuppenflechte-Patienten herausgelöst werden können. Damit besitzt Sole tatsächlich eine wichtige Wirkung. Ferner kann ein Bad in Sole den Effekt einer nachfolgenden Bestrahlung durch UV-Licht deutlich steigern (siehe Kapitel 3.7).

Allerdings können Sole-Bäder nicht bei Patienten angewendet werden, deren Haut gereizt ist, bei denen Wunden oder Einrisse der Haut bestehen (sogenannte Rhaghaden) oder die zusätzlich an Infektions- oder Herz-Kreislaufkrankheiten leiden.

Eine sinnvolle Sole-Therapie kann nur in speziellen Kliniken oder bei Hautärzten durchgeführt werden, die über eine entsprechende Ausstattung verfügen.

3.6.2 Totes-Meer-Therapie

Die Behandlung der Schuppenflechte am Toten Meer entspricht im Prinzip einer Kombination von Sole-Bädern mit UV-B-Therapie. Durch die geologische Besonderheit der Region hat das Wasser des Toten Meeres einen Salzgehalt von 25–40 % und ist, anders als die meisten natürlichen Sole-Quellen hierzulande, besonders reich an Magnesium-Salzen. Außerdem scheint an durchschnittlich 330 Tagen im Jahr die Sonne. Aufgrund der hohen Lufttemperaturen und der trockenen Luft verdunstet das Meerwasser schnell. Durch die dabei entstehende Dunstglocke und die 400 m dickeren Luftschichten (das Tote Meer liegt 400 m unter dem Meeresspiegel) erreichen nur bestimmte Lichtqualitäten die Erdoberfläche, die zur Behandlung der Schuppenflechte genutzt werden können. Auch Patienten, bei denen die Gelenke erkrankt sind (Psoriasis-Arthritis), erleben das trockene, sehr warme Klima am toten Meer häufig als hilfreich für ihre Gelenkbeschwerden.

Zum Teil übernehmen die Krankenkassen oder Rentenversicherungen die Kosten für eine Behandlung der Schuppenflechte am Toten Meer. Zuvor muss jedoch nachgewiesen werden, dass mehrere medizinische, in der Regel stationäre Rehabilitationsbehandlungen in Deutschland keinen oder nur einen sehr kurzfristigen Behandlungserfolg hatten.

Die Bedingungen am Toten Meer können jedoch auch in Kliniken in Deutschland nachgeahmt werden. Wissenschaftliche Untersuchungen haben gezeigt, dass nicht die Zusammensetzung der Sole oder des Salzwassers sondern die Konzentration entscheidend für die Wirkung ist. So werden z.B. bei der simultanen Balneo-Phototherapie (TOMESA-Prinzip, das Wort TOMESA leitet sich von «Totes-Meer-Salz» ab) die in konzentriertem Salzwasser schwimmenden Patienten gleichzeitig durch UV-Lampen an der Decke des Schwimmbades bestrahlt. Jedoch ist dieses spezielle Verfahren Sole-Bädern mit anschließender UV-B-Bestrahlung (z. B. Prinzip der ambulanten Balneo-Phototherapie) nicht überlegen.

3.7 Licht-Therapie

Der gute Einfluss von Licht auf die Schuppenflechte ist lange bekannt. Durch die Konstruktion entsprechender Lampen ist es heute möglich, bestimmte Lichtarten gezielt zur Behandlung einzusetzen. Jedoch muss immer bedacht werden, dass auch die Licht-Therapie wie ein Medikament wirkt und daher auch Nebenwirkungen hervorrufen kann, die bei der Behandlungsplanung entsprechend berücksichtigt werden müssen.

Menschen mit einer hellen Hautfarbe, Sommersprossen, blonden oder roten Haaren sowie blauen Augen (Hauttyp I) reagieren sehr viel empfindlicher auf eine UV-Therapie als solche mit brauner Hautfarbe, dunklen Haaren und braunen Augen (Hauttyp III oder IV). Dies gilt nicht nur für akute Nebenwirkungen wie den Sonnenbrand sondern auch für Langzeitschäden wie Hautalterung und die Entwicklung von lichtabhängigen Hauttumoren. Daher ist die Beachtung des individuellen Hauttyps von großer Bedeutung für Planung und Durchführung einer medizinischen Lichtbehandlung. In jedem Fall sollte die Lichtbehandlung nur von einem erfahrenen Arzt durchgeführt werden. Durch besondere Schulung und Sorgfalt bei der Einstellung der Geräte und bei der Überwachung der Behandlung lassen sich schwerwiegende Zwischenfälle vermeiden.

Licht im ultravioletten Bereich (UV-Licht) ist sehr energiereich im Vergleich zum sichtbaren Licht (Abb. 17). Während das UV-C-Licht schädigende Wirkung auf den Menschen ausübt, können UV-A und -B-Licht zur Behandlung von Hauterkrankungen wie der Schuppenflechte verwendet werden. UV-C-Licht wird natürlicherweise durch die Ozonschicht der Atmosphäre abgefiltert und erreicht die

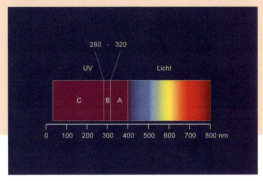

Abb. 17. Einordnung des Lichtes der Sonne und des zur Behandlung verwendeten Lichtes in den großen Bereich der elektromagnetischen Strahlung. Das sichtbare Licht hat Wellenlängen zwischen 400 und 800 Nanometern (1 Nanometer = 1 milliardstel Meter). Für die Behandlung der Schuppenflechte mit Licht wird meist das UV-B-Licht (280–320 Nanometer), bei der PUVA-Therapie UV-A-Licht (320–400 Nanometer), verwendet.

Erdoberfläche nicht. UV-B-Licht dagegen erreicht die Erdoberfläche mühelos und kommt besonders zur Mittagszeit in Mengen vor, die schädigenden Einfluss auf die ungeschützte Haut haben können. Durch normales Fensterglas dringt UV-B-Licht nicht hindurch. Der größte Teil des UV-Lichtes auf der Erdoberfläche gehört zum UV-A-Bereich. Diese Lichtqualität dringt durch normales Fensterglas und hat schädigenden Einfluss nur in sehr großen Mengen über längere Zeit. UV-A-Licht dringt tief in die Haut ein und ist die wichtigste Ursache für die lichtbedingte Alterung der Haut («Faltenbildung»). Zusätzlich regt vor allem UV-A-Licht die Bildung von Melaninpigment an und führt dadurch zur Bräunung der Haut.

3.7.1 UV-B-Therapie

Für die dermatologische Lichttherapie der Schuppenflechte wird zumeist UV-B-Licht verwendet. Heute gilt das «Schmalspektrum-UV-B» oder «311-nm-UV-B» als wichtigste Therapieform. Bei der älteren Breitspektrum-UV-B-Therapie werden Lampen verwendet, die Licht im gesamten Bereich des UV-B-Lichts (280–320 nm) abstrahlen. Durch geeignete Filter kann die Wirkung bei bestimmten Lampentypen zusätzlich abgeschwächt werden. Diese Behandlung wird auch als «selektive UV-B-Therapie», SUP bezeichnet.

Die UV-B-Therapie hat sich zur Behandlung der Schuppenflechte bewährt und zählt heute weltweit zur Standardbehandlung. Vorzugsweise wird die UV-B-Therapie mit lokal wirksamen Medikamenten kombiniert, um die gesamte UV-Belastung gering zu halten, eine schnellere Verbesserung der Herde zu erreichen und um ein besseres Behandlungsergebnis zu bekommen.

In speziell konstruierten Kabinen wird der Körper gleichmäßig bestrahlt. Anfänglich ist die Bestrahlungszeit kurz, je nach Ansprechen auf die Therapie und unter Beachtung der individuellen Lichtempfindlichkeit werden die Bestrahlungszeiten dann verlängert. Zur Therapie einer mittelgradig ausgeprägten Schuppenflechte werden etwa 15–20 einzelne Bestrahlungen benötigt.

Patienten mit Hauttyp I oder großer Lichtempfindlichkeit sollten nur mit besonderer Vorsicht behandelt werden. Dies gilt auch für Patienten, die eine lichtgeschädigte Haut aufweisen oder die schon Hauttumoren gehabt haben. Die Einnahme bestimmter Medikamente, die eine erhöhte Lichtempfindlichkeit der Haut verursachen (z. B. die häufig verwendeten Antibiotika Tetrazyklin und Doxycyclin, aber auch aus Johanneskraut hergestellte «pflanzliche» Antidepressiva) schließt von einer Lichttherapie aus.

Als akute Nebenwirkung einer UV-B-Therapie kann vor allem ein Sonnenbrand auftreten, der von einer leichten Hautrötung bis hin zur Blasenbildung reichen kann. Bei langjähriger UV-B-Behandlung können Tumoren der Haut entstehen, bei deren Entstehung Licht eine wesentliche Rolle spielt. Dies sind besonders Basaliome (auch Basalzellkrebs genannt) und Spinaliome (Stachelzellkrebs) sowie dessen Vorläufer, die aktinischen Keratosen (lichtverursachte Verhornungsstörungen).

3.7.2 PUVA-Therapie

Der Begriff PUVA steht für die Kombiantion von Psoralen und UVA. Im amerikanischen Sprachraum wird auch von «Photochemotherapie» gesprochen. Diese Behandlungsform wurde in den 1970er Jahren zunächst speziell für die Behandlung der Schuppenflechte entwickelt. Das Prinzip der PUVA-Therapie besteht darin, die Haut durch die Anwendung geeigneter Substanzen empfindlich besonders für UV-A-Licht zu machen. Bei der klassischen PUVA-Therapie wird dieser «Lichtempfindlichmacher» (Photosensibilisator) als Tablette eingenommen. In Deutschland wird fast ausschließlich die Substanz 8-Methoxypsoralen (8-MOP; Meladinine®) verwendet. Hierbei handelt es sich um chemische Verbindungen, die auch in bestimmten Pflanzen enthalten sind und die zur Behandlung der Weißfleckenkrankheit (Vitiligo) schon im alten Ägypten verwendet wurden.

Vor der ersten Einnahme dieser Tabletten muss eine Augenuntersuchung durchgeführt werden. Patienten, die an Infektionserkrankungen leiden, sollten nur unter besonderen Umständen mit PUVA behandelt werden. Patienten mit einer geschädigten Leber oder Erkrankungen des Magen-Darm-Traktes dürfen nicht mit 8-MOP-haltigen Tabletten behandelt werden.

Heute werden jedoch überwiegend die Bade-PUVA- und die Creme-PUVA-Behandlung durchgeführt. Dabei wird das 8-MOP im Badewasser gelöst und dringt während des Badens von außen in die Haut ein. Für die Anwendung als Creme-

PUVA arbeitet der Apotheker 8-MOP in eine geeignete Cremegrundlage ein. Diese wird dann gezielt auf die betroffenen Körperstellen aufgetragen, nach einer bestimmten Zeit werden noch vorhandene Cremereste entfernt und anschließend mit UV-A-Licht bestrahlt. Die Anwendung von Bade- und Creme-PUVA hat den Vorteil, dass der Wirkstoff 8-MOP praktisch nicht mehr in den Körper gelangt und nur in der Haut wirksam wird. Hierdurch können Nebenwirkungen der klassischen PUVA-Therapie, z.B. besondere Lichtempfindlichkeit der Augen, nicht mehr vorkommen. Zudem haben Studien gezeigt, dass durch die gute Anreicherung von 8-MOP in der Haut nach äußerlicher Zuführung (Badewasser oder Creme) mit weniger UV-A-Licht bestrahlt werden kann, als nach Einnahme von 8-MOP-haltigen Tabletten.

Bewährt hat sich die PUVA-Therapie vor allem für die Psoriasis vulgaris, die sehr gut anspricht. Ein für die Patienten angenehmer Effekt ist ferner, dass der gesamte Körper (Ausnahme: Creme-PUVA) durch die Therapie gebräunt wird und dadurch eine psychologisch wichtige Wirkung erzielt wird. Besonders in der Form von Bade- oder Creme-PUVA können auch hartnäckige Herde z. B. an den Beinen, an den Händen oder auch die pustulöse Psoriasis und Handflächen und Fußsohlen gezielt behandelt werden.

Auch bei der PUVA-Therapie kann es durch falsche Anwendung zu unerwünschten Nebenwirkungen kommen. Akuter Sonnenbrand mit Blasenbildung wird vor allem durch zu lange Bestrahlungszeit verursacht, durch die Wirkung des 8-MOP verläuft diese Erkrankung deutlich schwerer. Durch langfristige Anwendung von PUVA kommt es zu fortgeschrittener Hautalterung. Charakteristisch ist dabei das Auftreten kleiner bräunlicher Pigmentflecke in den bestrahlten Hautarealen («PUVA-Lentigines»). Weiterhin können Verhornungsstörungen («PUVA-Keratosen») entstehen. Nach jahrelanger PUVA-Therapie steigt das Risiko, lichtabhängige Hauttumoren (besonders Spinaliome) zu entwickeln, an. Daher sollte PUVA nur unter dermatologischer Kontrolle und nur in wenigen Einzelfällen über längere Zeiträume angewendet werden.

Die PUVA-Behandlung in allen ihren Formen gehört unbedingt in die Hand eines erfahrenen Hautarztes. Alle an der Durchführung beteiligten Personen müssen in der Anwendung geschult sein und die UV-A-Bestrahlung in Kenntnis des verwendeten Bestrahlungsgerätes sehr sorgfältig durchführen. Eine Dokumentation der für die Therapie notwendigen gesamten UV-A-Menge (Strahlendosis) sollte durchgeführt werden. Die PUVA-Therapie eignet sich gut zur Behandlung in Kombination mit topischen Medikamenten wie z. B. Kortikoiden, Vitamin D_3 und -Abkömmlingen, Anthralin und Tazaroten. Nicht kombiniert werden sollte PUVA mit MTX oder Ciclosporin.

Eine besondere Form der Kombinationsbehandlung stellt die gleichzeitige Anwendung von PUVA mit der innerlichen Therapie mit Acitretin (Neotigason®) dar (Kapitel 3.5.1). Dieses Verfahren wird auch als «Re-PUVA» (Retinoid+PUVA) bezeichnet. Da Acitretin die gestörte Erneuerung der Oberhautzellen gut regulieren kann und PUVA auch entzündungshemmende Wirkung besitzt ergänzen sich beide Therapien und führen zu einer günstigen Beeinflussung der Schuppenflechte. Einschränkungen für die Re-PUVA-Behandlung entsprechen denen der jeweiligen einzelnen Therapien.

Die alleinige Anwendung von UV-A-Licht (Solarium) ohne vorherige Gabe eines Medikamentes zur Steigerung der Lichtempfindlichkeit hat nur einen begrenzten Effekt auf die Schuppenflechten-Herde. Da vor allem das UV-A-Licht für die Alterung der Haut (Faltenbildung, Pigmentstörungen usw.) verantwortlich scheint, wird die Therapie der Schuppenflechte in dieser Form nur bedingt empfohlen.

3.8 Besondere Behandlung der Schuppenflechte am behaarten Kopf

Die Behandlung der Kopfpsoriasis zielt vor allem darauf, die Schuppung zu verhindern. Hierzu eignen sich bei milden Formen schuppenlösende Shampoos (bewährt hat sich hier das preiswerte Head&Shoulders®), bei stärkerer Schuppung und/oder Juckreiz können Lösungen mit Kortikoiden angewendet werden, die neben der Entzündung auch die Schuppenbildung wirksam behandeln.

Sehr gut bewährt hat sich die Anwendung der Cremeform des Vitamin-D_3-Abkömmlings Calcipotriol (Daivonex® oder Psorcutan® Creme). Die Creme sollte abends auf die Kopfhaut aufgetragen und leicht eingerieben werden. Um eine Verschmutzung der Bettwäsche zu vermeiden, kann ein Kopfverband angelegt werden. Morgens werden dann mit einem Shampoo die Cremereste ausgewaschen. Oft muss diese Therapie nur ein- bis zweimal in der Woche angewendet werden, um einen ausreichenden Effekt zu erzielen. Auch mit der Lösung von Daivonex®/Psorcutan® und mit der Curatoderm®-Emulsion lässt sich eine Psoriasis am behaarten Kopf gut behandeln.

3.9 Besondere Behandlung der Schuppenflechte an den Nägeln

Ein Befall der Nägel durch Schuppenflechte ist sehr schwierig zu behandeln. Eine innerliche Therapie führt bei längerfristiger Anwendung meist auch zu einer Besserung von Nagelveränderungen. Eine äußerliche Therapie ist meist unwirksam. Versuchsweise können kortikoidhaltige Tinkturen, eventuell abwechselnd mit Vitamin-D_3-haltigen Präparaten, angewendet werden.

In Einzelfällen kann unter einen befallenen Nagel sogenannte Kortikoid-Kristallsuspension gespritzt werden, deren Wirkung dann zum Auswachsen eines deutlich gebesserten Nagels führt. Da hierfür aber der entsprechende Finger oder auch die ganze Hand örtlich betäubt werden muss, sollte diese Behandlung nur von Ärzten durchgeführt werden, die mit dieser Methode Erfahrung haben.

Bei sehr schwerem Befall der Nägel kann auch die Durchführung einer milden Röntgenweichstrahltherapie erwogen werden, die allerdings ebenfalls nur von entsprechend erfahrenen Ärzten angewendet werden darf.

3.10 Ungewöhnliche Verfahren zur Behandlung der Schuppenflechte

In der wissenschaftlichen Literatur gibt es zahlreiche Berichte über die Wirksamkeit besonderer Behandlungsverfahren für die Schuppenflechte. Häufig bleiben es einmalige Erwähnungen, da sich die vorgestellten Maßnahmen nicht als sinnvoll erwiesen haben. Jedoch können einzelne Patienten durchaus von derartigen Verfahren profitieren. Im Folgenden seien einige dieser Möglichkeiten kurz erwähnt.

3.10.1 Laser-Therapie

Mit bestimmten Lasern (Fabstoff- oder Eximer-Laser) lassen sich in einigen Fällen und bei wiederholter Anwendung hartnäckige Herde, z. B. an Ellenbogen und Knien, befriedigend behandeln. Der Excimer-Laser strahlt auf einer kleinen Fläche hochdosiertes UV-B-Licht (308 nm) aus und stellt damit eine Sonderform der Lichttherapie dar. Bei Patienten, bei denen nur einzelne kleinere Herde bestehen, kann diese Therapie erfolgreich sein. Mit einem Wiederauftreten der Plaques muss jedoch auch hier gerechnet werden. Allerdings wird die Excimer-Laser-Therapie nicht von den Krankenkassen übernommen und muss privat bezahlt werden.

3.10.2 Komplementäre oder alternative Therapie der Schuppenflechte

Als komplementäre Therapie werden die Behandlungsverfahren bezeichnet, die in der klassischen Medizin nicht angewendet werden. Homöopathie, Pendeln, Bachblüten, Akupunktur und viele andere zählen hierzu. Immer finden sich dabei auch Angaben und Verfahren zur Behandlung der Schuppenflechte. Jedoch gibt es bisher keine einzige wissenschaftliche Untersuchung, welche die Besserung der Schuppenflechte durch eine entsprechende Behandlung belegt. Deshalb bleibt dem Patienten, der sich diesen Verfahren unterzieht, letztlich nur der Glaube an eine Wirkung. Gerade bei der Schuppenflechte sind die betroffenen Patienten bis auf wenige Ausnahmen im allgemeinen enttäuscht über die Ergebnisse der oft teuren Behandlungen, deren Kosten von den Krankenkassen nicht übernommen werden.

3.10.3 «Nachbarschafts-Therapie» und «Wundermittel»

In den Zeitschriften oder durch wohlgemeinten nachbarschaftlichen Rat gibt es immer wieder Hinweise von betroffenen Personen, die mit den verschiedenartigsten Behandlungsverfahren ihre Schuppenflechte verbessert oder es gar zur längerfristigen Erscheinungsfreiheit gebracht haben. Hierunter sind vor allem spezielle Diäten, aber auch mitunter abenteuerlich anmutende Behandlungen der betroffenen Körperstellen. Diese reichen von der relativ harmlosen Einreibung des ganzen Körpers mit dem Morgenurin bis zum «Abbeizen» einzelner Herde mit Terpentin!

Selbstverständlich ist gegen das Ausprobieren von nachbarschaftlichen Tipps oder Gelesenem im Prinzip nichts einzuwenden, sofern keine schädlichen Stoffe zur Anwendung kommen. Jedoch können aggressive Verfahren mehr Schaden als Nutzen anrichten, vor allem, wenn Sie völlig kritiklos angewendet werden.

Immer wieder werden Mittel auf den Markt gebracht, die damit werben, die Schuppenflechte zu bessern oder gar zu heilen. Leider hat sich in den meisten Fällen herausgestellt, dass schlichter Betrug zu den merkbaren Effekten der Präparate geführt hat. Als Beispiele seien die lokalen Pflegemittel «Psorigon» und «Skin Cap» genannt. Bei beiden Zubereitungen handelte es sich nach Angaben der Vertreiber und Hersteller um Pflegeprodukte die besonders für Patienten mit Neurodermitis und Schuppenflechte geeignet seien. In der Tat berichteten die Anwender schon nach kurzer Zeit über eine Besserung ihrer Hauterscheinungen, die der einer medikamentösen Behandlung durch den Arzt gleichkam. Da die auf den Packungen angegebenen Inhaltsstoffe nur denen wirkstofffreier Pflegemittel entsprachen, stellte sich sehr schnell die Frage nach der Ursache der guten Wirkung.

Durch von Patientenorganisationen oder Verbraucherverbänden eingeleitete Untersuchungen der Inhaltsstoffe in unabhängigen Laboratorien kam der Schwindel ans Licht: Die Präparate enthielten auf den Packungen nicht angegebene medizinische Wirkstoffe, meist starke oder sehr starke Kortikoide (siehe Kapitel 3.1.1)! Damit waren sie mit Medikamenten vergleichbar, die normalerweise vom Arzt verschrieben werden müssen. Durch derartige Machenschaften können Patienten, die den vollmundigen Versprechungen betrügerischer Firmen glauben, bei längerer Anwendung der Produkte bleibende Schäden erleiden.

Insbesondere bei chronisch kranken Patienten ist der Wunsch groß, endlich das richtige Medikament oder Behandlungsverfahren zu finden, das ihr Leiden lindert oder gar beseitigt. Trotzdem sollte sich jeder Patient vor der Anwendung fremdartiger Medikamente oder unbekannter Maßnahmen darüber im Klaren sein, dass das Unbekannte auch Gefahren birgt, die sich mitunter erst nach längerer Zeit zeigen können.

4 Verhaltensempfehlungen

Eigentlich können Patienten mit Schuppenflechte genau so leben wie andere Menschen auch. Im Gegensatz zu anderen chronischen Kranken, die der regelmäßigen Anwendung von Medikamenten bedürfen (z. B. Patienten mit Zuckerkrankheit), sind Menschen mit Schuppenflechte nicht von derartigen Faktoren abhängig. Dennoch gibt es eine Reihe von äußeren Zwängen, die vor allem das soziale Leben einschränken können. Folgendes sollten Schuppenflechte-Patienten beachten:

4.1 Kleidung

Bei Schuppenbildung am behaarten Kopf und im Gesichts- Halsbereich kommt es beim Tragen dunkler Kleidung (z. B. Anzug oder Kostüm) rasch zur sichtbaren Ablagerung solcher Schuppen auf der Kleidung besonders im Schulterbereich, die unangenehm auffallen kann. Deshalb sollten betroffene Patienten helle, beigefarbene Kleidung bevorzugen und dunkle nur nach sorgfältiger Beseitigung der Schuppen tragen.

Da zu eng sitzende Kleidung Reizungen der Haut hervorrufen kann, sollte dies beim Kauf berücksichtigt werden. Naturfasern werden in der Regel besser vertragen als reine Kunstfaserprodukte. Jedoch hat die moderne Mikrofasertechnik den Tragekomfort hier wesentlich verbessert. Auf eine unkomplizierte Waschbarkeit der Produkte sowie Echtheit der Farben sollte im Hinblick auf die Anwendung von äußerlichen Medikamenten und Pflegeprodukten geachtet werden.

4.2 Sport

Sport jeder Art kann von Menschen mit Schuppenflechte betrieben werden. Das Beispiel von Bernhard Winkler, der über viele Jahre erfolgreicher Profi-Fußballer war, zeigt, dass sich Schuppenflechte und Leistungssport nicht ausschließen müssen. Bei Einzelnen kann starkes Schwitzen vermehrt Juckreiz verursachen und die Herde reizen. In diesen Fällen sollte die Sportart vorübergehend so lange nicht betrieben werden, bis durch geeignete Behandlung ein entsprechend guter Hautzustand erreicht ist. Bei Sportarten, die mit Hautreizungen einher gehen können (z. B. intensiver Schwimmsport), muss eine entsprechende Hautpflege vorbeugend angewendet werden. Gelegentlich kann z. B. bei der Verwendung von Sportgeräten durch mechanische Belastung einzelner Hautstellen Schuppenflechte ausgelöst werden (siehe auch «Köbner-Phänomen», Kapitel 2.3.4).

4.3 Sonne

Der Genuss von Sonnenlicht stellt für Patienten mit Schuppenflechte eher eine Behandlung dar als ein reines Vergnügen! Trotzdem sollten nicht nur Sonnenbäder für den ganzen Körper sondern auch die natürliche Bestrahlung einzelner Körperregionen (z. B. Gesicht, Arme, Beine) so genossen werden, dass Sonnenbrände unbedingt vermieden werden. Auf die Einnahme von Medikamenten, die die Haut lichtempfindlich machen können, ist besonders zu achten. Rücksprache mit dem behandelnden Arzt kann hier sinnvoll sein.

4.4 Sauna- und Schwimmbadbesuch

Ähnlich wie für bestimmte Sportarten gilt auch für Saunabesuche, dass starkes Schwitzen Juckreiz verursachen und die Haut reizen kann. Bei der Benutzung öffentlicher Saunen und Schwimmbäder ist zu beachten, dass viele Mitbürger nur unzureichend über die nicht-ansteckende Natur der Schuppenflechte aufgeklärt sind (siehe auch die Kapitel 7.2).

4.5 Reisen

Prinzipiell bestehen bei Patienten mit Schuppenflechte keinerlei Beschränkungen für Reisen ins In- und Ausland. Bei sehr stark ausgeprägten Herden empfiehlt es sich jedoch zuvor durch entsprechende Therapie eine Verbesserung des Hautzustandes zu erreichen. Bei Fernreisen insbesondere in Länder der dritten Welt muss der oftmals unzureichende Hygienestandard dort bedacht werden. Denken Sie auch daran, dass im Urlaubsland durchgemachte Infektionserkrankungen (z. B. Erkältungen, Bronchitis, Magen-Darm-Infekte) zu einer schnellen Verschlechterung der Schuppenflechte (Auslösung eines Schubes) führen können.

Lange Flugreisen können aufgrund der sehr trockenen Luft im Flugzeug zu Reizungen der Haut führen und Juckreiz verursachen. Dagegen hilft das Einreiben mit entsprechenden Pflegeprodukten oder auch die kurzfristige Anwendung Kortikoid-haltiger Salben oder Cremes.

Vor Impfungen, die für viele Fernreisen erforderlich sind, sollten Patienten mit Schuppenflechte mit ihrem Arzt sprechen. Am besten ist es, Impfungen möglichst lange vorher zu planen, damit eventuell auftretende Verschlechterungen des Hautzustandes noch vor Reiseantritt behandelt werden können.

4.6 Diät

Gerade bei chronischen Erkrankungen werden oft Faktoren in der Ernährung zur Erklärung der Krankheitsaktivität herangezogen. Die Schuppenflechte lässt sich durch keine noch so speziell gestaltete Diät beeinflussen, auch wenn dies in der Presse immer wieder einmal versprochen wird. Wie für viele andere Erkrankungen auch gilt für die Psoriasis, dass eine ausgewogene Ernährung die wichtigste Diätempfehlung ist!

Besonders abzuraten ist von Diäten, die zu einer einseitigen Ernährung führen. Leider werden vor allem im täglichen Leben nicht durchführbare Diäten dazu missbraucht, den Patienten ein schlechtes Gewissen zu machen. Denn wenn die hilfesuchenden Patienten diese Diäten nicht konsequent durchhalten können, liegt die Schuld natürlich bei ihnen selbst, wenn die Erkrankung sich nicht bessert!

4.7 Alkohol

In kleinen Mengen genossen haben alkoholische Getränke meist keinen negativen Einfluss auf die Schuppenflechte. Jedoch ist übermäßiger Alkoholkonsum mit einer stärkeren Ausprägung und häufigeren Schüben verbunden. Besonders problematisch ist die Alkoholkrankheit, also die Abhängigkeit von einer (in der Regel täglichen) meist größeren Menge alkoholischer Getränke.

Neben den direkten Folgen zu starken Alkoholgenusses auf Schuppenflechtenherde und Verlauf der Erkrankung gibt es zahlreiche andere Folgen für die Patienten. Zu diesen gehört, dass sich die Betroffenen vernachlässigen, also die Schuppenflechte nicht mehr wie verordnet behandeln und keine entsprechende Körperpflege mehr betreiben. Ferner kann starker und langdauernder Alkoholkonsum zu Leberschäden führen. Da viele innerliche Medikamente über die Leber abgebaut werden, können sie bei Patienten mit alkoholbedingtem Leberschaden nicht gegeben werden. Dies kann dazu führen, dass auch schwer an Schuppenflechte erkrankte Patienten nicht mehr mit diesen wirksamen Medikamenten behandelt werden können.

Bestehen Alkoholprobleme, sollten sich die betroffenen Patienten an ihren Arzt wenden. Zusätzlich gibt es Beratungsstellen der Anonymen Alkoholiker oder der Guttempler, die weitere Wege zur Hilfe aufzeigen können.

4.8 Rauchen

Einen gesicherten Zusammenhang zwischen Rauchen und einer Verschlechterung der Schuppenflechte gibt es nicht. Eine Ausnahme stellt die Sonderform der pustulösen Schuppenflechte an Handflächen und Fußsohlen dar (siehe Kapitel 2.4.5). Hier ist durch mehrere Untersuchungen belegt, dass Rauchen den Hautzustand verschlechtern kann. Manche Medikamente verlieren ihre Wirkung, wenn die behandelten Patienten weiter rauchen. Dagegen kommt es bei Patienten mit dieser Form der Schuppenflechte, die mit dem Rauchen aufgehört haben, zu deutlich milderen Krankheitsverläufen, besserem Ansprechen auf die Behandlungen und einer geringeren Rückfallneigung.

4.9 Übergewicht

Seit kurzem ist bekannt, dass übergewichtige Patienten mit Schuppenflechte mehr Hautveränderungen haben und schwerer zu behandeln sind, als normalgewichtige Menschen. Daher wird empfohlen, starkes Übergewicht zu reduzieren.

4.10 Zusammenarbeit mit dem Arzt

Das Miteinander von Arzt und Patient ist nicht nur bei der Schuppenflechte entscheidend für den Erfolg der meist jahre- bis jahrzehntelangen Behandlung. Dabei ist es sinnvoll, dass der Patient sich einen Arzt seines Vertrauens sucht, und mit ihm Therapien, Probleme und Verhaltensweisen bespricht. Kennt der Arzt den Betroffenen und seine Erkrankung genauer und über längere Zeiträume kann er besser beurteilen, ob z. B. bestimmte Behandlungen geeignet sind. Ferner weiß er um andere Krankheiten, die bei der Therapieplanung berücksichtigt werden müssen.

Hilfreich ist auch, wenn der Betroffene mit dem Arzt über die seelischen Folgen der Schuppenflechte sprechen kann. Ein gutes Arzt-Patient Verhältnis ist gerade für chronisch Kranke wichtig. Es ist auch dadurch gekennzeichnet, dass ein Patient ruhig einmal sagen kann, dass er ein bestimmtes Medikament *nicht* eingenommen hat. Es ist zwar das Ziel, dass der Patient sich *möglichst vollständig* an die Vereinbarungen hält, die er mir seinem Arzt geschlossen hat (oder in der traditionellen Sprache: die Verordnungen des behandelnden Arztes befolgt). Es kann aber auch eine Situation entstehen, in der sich ein Patient entschließt, ein Medikament zu einem bestimmten Zeitpunkt nicht einzunehmen. Wichtig wäre, dass der Patient offen mit dem Arzt über die Gründe für sein Verhalten sprechen kann. Denn wenn der Patient statt dessen den Arzt wechselt oder die Nichteinahme verheimlicht, kann nicht geklärt werden, welche Behandlung erfolgreich ist und welche weniger. Bevor ein Patient den Arzt wechselt weil er unzufrieden mit den Behandlungserfolgen ist, sollte er offen mit ihm darüber sprechen. Vielleicht hat er mit Absicht ein schwächer wirksames Medikament verschrieben, um Nebenwirkungen vorzubeugen?

Bei Patienten mit Schuppenflechte der Haut und Psoriasis-Arthritis ist die Betreuung durch Hautarzt und Rheumatologen sehr wichtig. Besonders in Phasen, bei denen eine hohe Entzündungsaktivität im Gelenkbereich vorliegt, ist die richtige Therapie absolut notwendig, um einer bleibenden Gelenkschädigung zuvorzukommen.

5 Rehabilitation – Leistungen der Sozialversicherungen

Zu unterscheiden sind Leistungen für Maßnahmen der Behandlung von jenen der *Rehabilitation*. Krankenbehandlung ist ein Begriff aus dem Krankenversicherungsrecht (Sozialgesetzbuch – Fünftes Buch – SGB V). Krankenbehandlung hat zum Ziel, einen regelwidrigen Zustand des Körpers, des Geistes oder der Seele zu beseitigen. Die der Medizin dafür zur Verfügung stehenden Behandlungsverfahren werden als Kassenleistungen den Mitgliedern der gesetzlichen Krankenversicherung nach den Bestimmungen des SGB V gewährt. Zu den Leistungen der Krankenversicherung zählen im Zusammenhang mit der Behandlung von Psoriasis in erster Linie die ärztliche Behandlung einschließlich Psychotherapie, die Versorgung mit Arznei-, Verband-, Heil- und Hilfsmitteln und die Krankenhausbehandlung. Für erwerbstätige Versicherte wird unter bestimmten Voraussetzungen Krankengeld gewährt, wenn die Erkrankung mit Arbeitsunfähigkeit verbunden ist. Krankenhausbehandlung hat immer Arbeitsunfähigkeit zur Folge.

Die Rehabilitation stellt eine bedeutsame Ergänzung zur Krankenbehandlung dar. Sie soll verhindern, dass erkrankte Menschen langfristig oder gar dauerhaft Beeinträchtigungen erfahren, die ihre Lebensqualität und/oder ihre Leistungsfähigkeit mindern und sie in ihrer Stellung in Arbeit, Beruf und Gesellschaft benachteiligen. Zu unterscheiden ist hier der ökonomische vom sozialen Aspekt der Rehabilitation. Das Rehabilitationsziel der gesetzlichen Rentenversicherung ist es, die Erwerbsfähigkeit durch geeignete Maßnahmen zu erhalten oder wiederherzustellen, bzw. die Minderung der Erwerbsfähigkeit auf ein Minimum zu begrenzen. In der Versichertenpraxis für erwerbstätige Versicherte heißt das, dass die Träger der Rentenversicherung, das sind die **B**undesversicherungsanstalt **f**ür **A**ngestellte (BfA) in Berlin für die Angestellten und die regionalen **L**andes**V**ersicherungs**A**nstalten (LVA's) für andere Arbeitnehmer durch gezielte Leistungen der Rehabilitation Interesse daran haben, erwerbstätige Versicherte schnell und ohne Leistungseinbußen wieder an den Arbeitsplatz zu bringen. Es gilt der Grundsatz Rehabilitation vor Rente. Mitglieder der gesetzlichen Rentenversicherung haben unter diesem Gesichtspunkt vornehmlich Anspruch auf Leistungen in geeigneten Rehabilitationskliniken. Maßnahmen im Rahmen dieser Leistungen konzentrieren sich bei Menschen mit Psoriasis in erster Linie auf ärztliche Behandlung, die Anleitung bei der Entwicklung möglicher eigener Abwehr- und Heilkräfte, die Begleitung bei der selbständigen Anwendung hilfreicher und geeigneter therapeutischer Methoden, Belastungserprobung und Arbeitstherapie. Die Vorschriften zu diesem Aspekt von Rehabilitation sind im Sozialgesetzbuch – Sechstes Buch – SGB VI enthalten. Maßnahmen im Ausland (Totes Meer – dazu auch Kapitel 3.6) bedürfen in jedem Fall der vorherigen sorgfältigen Prüfung und Genehmigung durch den Kostenträger (medizinische Rehabilitation – Krankenkassen oder Rentenversicherung).

Wiederum ergänzt wird der vorstehend eher wirtschaftliche Gesichtspunkt von dem Gedanken des Gesetzgebers im Sozialgesetzbuch – Neuntes Buch – SGB IX, Menschen mit bleibenden Beeinträchtigungen einer Schuppenflechte, durch geeignete Maßnahmen in ihrer Teilhabe am Leben in der Gemeinschaft zu fördern und zu unterstützen. Weithin bekannte Maßnahmen sind auf diesem Gebiet finanzielle Vergünstigungen für Menschen mit anerkannter Schwerbehinderung (GdB 50 %) beim Besuch kultureller Veranstaltungen und der Benutzung des öffentlichen Nahverkehrs. Hinsichtlich eines erweiterten Kündigungsschutzes für Erwerbstätige hat der Status eines Schwerbehinderten nach wie vor eine wichtige Funktion bei der Sicherung des Arbeitsplatzes.

Alle Träger der gesetzlichen Rentenversicherung werden ab Ende 2005 in der «Deutschen Rentenversicherung» zusammengefasst. Die bisherigen Trägernamen LVA, BfA oder Bundesknappschaft etc. gelten dann nicht mehr.

Weitere rechtliche Informationen zum Thema sind im Internet u. a. unter folgenden Adressen zu erhalten:

www.sozialgesetzbuch.de,
www.tacheles-sozialhilfe.de,
www.bfa-berlin.de

5.1 Bewilligung

Vor einem Antrag auf eine medizinische Rehabilitation, wird das Gespräch mit dem behandelnden Arzt stehen, teilweise wird der Arzt diese Maßnahme auch empfehlen. Der Betroffene muss dann einen Antrag bei dem zuständigen Kostenträger stellen. Bei Berufstätigen werden die Kosten für eine medizinische Rehabilitation von den Rentenversicherungsträgern (häufig «Rentenversicherungen» genannt) übernommen, ansonsten von den Krankenkassen (nur auf Antrag). Der Kostenträger prüft dann die Notwendigkeit einer medizinischen Rehabilitation anhand der vorliegenden medizinischen Unterlagen (z. B. einem Bericht des behandelnden Arztes). Gegebenenfalls ist eine ergänzende ärztliche Untersuchung notwendig. Dabei ist die Einschätzung, ob der Patient eine medizinische Rehabilitation benötigt, von der Schwere der Auswirkungen der akuten oder chronischen Krankheit abhängig. Vor allem ist die Beeinträchtigung der Erwerbsfähigkeit von Bedeutung und nicht ein eventuell festgestellter Grad der Behinderung. Wenn eine medizinische Rehabilitation bewilligt wurde, wählt der Kostenträger die Rehabilita-

Tab. 5. Rehabilitation: Wichtige Fachbegriffe

Arbeitsunfähigkeit	– ist die vorübergehende durch Krankheit bedingte Verhinderung der Ausübung der Erwerbstätigkeit (Krankschreibung, Lohn- oder Gehaltsfortzahlung, Krankengeld).
Krankengeld	– eine Kassenleistung für gesetzlich Krankenversicherte mit bestehendem Anspruch nach Ende arbeits- oder tarifrechtlicher Ansprüche auf Lohn- oder Gehaltsfortzahlung; Krankengeld wird längstens für die Dauer von 78 Wochen bei Vorliegen von Arbeitsunfähigkeit wegen derselben Erkrankung innerhalb von Drei-Jahres-Zeiträumen gewährt.
Erwerbslosigkeit	– gleichbedeutend mit Arbeitslosigkeit; erwerbsfähige Versicherte sind arbeitslos, wenn sie vorübergehend keine Beschäftigung haben, der Arbeitsvermittlung zur Verfügung stehen und eine mindestens 15 Stunden wöchentlich umfassende versicherungspflichtige Beschäftigung suchen; Bezieher von Arbeitslosengeld I oder II sind gesetzlich krankenversichert und erhalten Kassenleistungen.
Erwerbsgemindert	– sind Versicherte, die wegen Krankheit oder Behinderung regelmäßig nur weniger als 6 Stunden täglich unter den üblichen Bedingungen des Arbeitsmarkts erwerbstätig sein kann.
Voll erwerbsgemindert	– sind Versicherte, die wegen Krankheit oder Behinderung außerstande sind, mindestens 3 Stunden täglich zu arbeiten.
Rente wegen Erwerbsminderung	– erhalten Versicherte, die bestimmte Beitragszeiten in der gesetzlichen Rentenversicherung geleistet haben und bei denen wegen Krankheit oder Behinderung eine Erwerbsminderung festgestellt wird.
Zuzahlung	– leisten Versicherte zu stationären Krankenbehandlungen, AHB, Rehabilitations-Maßnahmen u. a. solange, wie sie nicht von der Pflicht zur Zuzahlung befreit sind; bei stationären Maßnahmen wird diese z. Z. in Höhe von Euro 10,- je Kalendertag für max. 28 Tage je Kalenderjahr erhoben.
Belastungsgrenze	– beträgt für Zuzahlungen eines an einer schwerwiegenden chronischen Krankheit leidenden Menschen 1 % seines Bruttojahreseinkommens.
AHB	Anschlussheilbehandlung ist die Weiterbehandlung eines versicherten erkrankten Menschen in unmittelbarem Anschluss an eine stationäre Akutbehandlung in einer von BfA oder LVA anerkannten Rehabilitationseinrichtung mit dem Ziel, eine schnelle Wiedereingliederung in das Alltags- und Berufsleben zu erreichen; während einer solchen Maßnahme wird unter bestimmten Voraussetzungen Übergangsgeld gezahlt; diese Leistung entspricht dem Krankengeld der Krankenkassen.
Grad der Minderung	– 50 % Grad der Behinderung (GdB) bedeuten eine Schwerbehinderung im Sinne des Sozialgesetzbuchs – Neuntes Buch – Rehabilitation und Teilhabe behinderter Menschen; der GdB bedeutet keine Erwerbsminderung im Sinne der Bestimmungen der Rentenversicherung.

tionseinrichtung aus, in der die Maßnahme durchgeführt werden soll, und teilt dies dem Versicherten mit.

5.2 Kosten

Die Kosten für Behandlungen am Toten Meer (siehe auch Kapitel 3.6) werden in der Regel nur dann übernommen, wenn mehrere Rehabilitationsbehandlungen in Deutschland keinen Erfolg gebracht haben.

Aktuelle und genauere Informationen zu vielen der angesprochenen Punkte, speziell bezogen auf Fragen der Rentenversicherungen, sind bei den Versicherungen erhältlich. Weitere aktuelle und sehr genaue Informationen sind auf einer Webseite der Bundesversicherungsanstalt für Angestellte (BfA) (http://www.bfa-berlin.de) unter den Stichworten «Nachschlagewerke/Rentenlexikon» oder unter den Stichworten «Rente/Erwerbsminderungsrenten» zu finden.

6 Berufswahl und -ausübung

Wenn die Schuppenflechte vor der Pubertät beginnt, sollten die mit ihr einhergehenden Probleme in die Berufswahl einbezogen werden. Dies geschieht am besten durch eine ausführliche Beratung beim Hautarzt. Außerdem kann ein Gespräch beim Arbeitsamt über mögliche Alternativen zu dem gewünschten Beruf hilfreich sein. Ein entsprechendes Vorgehen ist auch dann sinnvoll, wenn die Schuppenflechte erst später aufgetreten ist und der Betroffene über einen Wechsel des erlernten Berufs nachdenkt. Erschwert wird eine Entscheidung häufig dadurch, dass der weitere Verlauf der Schuppenflechte nicht vorhersehbar ist. Die Betroffenen wissen nicht, ob später einmal sichtbare Hautbereiche erkranken, auch wenn im Moment alle erkrankten Hautstellen gut mit Kleidung abgedeckt werden können.

Im Wesentlichen gibt es vier Bereiche, in denen eine Schuppenflechte die Berufsausübung erschweren oder unmöglich machen kann:

- Berufe, in denen die erkrankte Haut, vor allem an den Händen, hinderlich ist, weil sie schwerer gereinigt werden kann,
- Berufe, bei denen die Haut besonders beansprucht wird,
- Berufe, bei denen die Gelenke und die Wirbelsäule besonders belastet werden,
- Berufe mit täglichem Kundenkontakt.

6.1 Körperliche Gesichtspunkte

Berufe, bei denen es durch die erkrankte Haut, vor allem durch Psoriasis an den Händen zu hygienischen Problemen kommen könnte, umfassen die Nahrungsmittelherstellung und -verarbeitung, wie Bäcker, Konditor, Fleischer oder Koch, aber auch Kellner und Serviererin. Neben dem wichtigen hygienischen Gesichtspunkt spielen bei den letztgenannten Berufen mit Kundenkontakt leider auch soziale Gesichtspunkte eine große Rolle: Die hygienischen Probleme wären unter Umständen beherrschbar, aber aufgrund der Vorstellungen und Ängste der Kunden, aber auch der Kolleginnen und Kollegen, kann es zu Problemen kommen. Hier besteht häufig die unberechtigte Annahme, dass sie sich an der Schuppenflechte anstecken könnten.

6.2 Seelische Gesichtspunkte

Insgesamt haben jedoch seelische Folgen der Schuppenflechte bei der Berufswahl und -ausübung meist eine größere Bedeutung als körperliche Gesichtspunkte. Es ist sehr mühsam, sich tagtäglich mit Vorurteilen auseinander setzen zu müssen. Wenn Menschen an einer Psoriasis leiden und sichtbare Hautveränderungen haben, wird häufig nicht zugunsten des Betroffenen angenommen, dass er verantwortungsvoll mit seiner Hauterkrankung umgeht. Gerade im beruflichen Bereich kann eine sichtbare Schuppenflechte Ablehnung mit erheblichen Folgen für den Betroffenen hervorrufen. Abgesehen von der belastenden Entwertung können auch berufliche Nachteile entstehen.

Jedoch sollte das Auftreten einer Schuppenflechte kein absoluter Hinderungsgrund sein, einen entsprechenden Beruf zu ergreifen oder weiter auszuüben. Vielmehr sollten für eine Entscheidung nicht nur die befallen Regionen und andere körperlicher Gesichtspunkte berücksichtigt werden, wichtig ist auch die Abschätzung der eigenen seelischen Möglichkeiten: Der Betroffene sollte beurteilen können, inwieweit er Vorurteilen durch entsprechende Erklärungen, aber auch ganz unabhängig von der Hauterkrankung, z. B. durch eine erfolgreiche Berufstätigkeit, begegnen kann.

Gerade bei der Berufswahl von Jugendlichen mit Schuppenflechte sind mögliche seelische Folgen zu bedenken: Hierbei ist es auf der einen Seite wichtig, das Selbstbewusstsein zu stärken. Wichtig ist auch Hilfe bei der Berufswahl, die alle genannten Faktoren berücksichtigt. Auf der anderen Seite ist es wichtig, negative Erfahrungen im Sinne einer Ausgrenzung soweit als möglich und von vorne herein zu vermeiden. Bewerbungen in den als problematisch aufgezeigten Berufen sollten nur nach eingehender Beratung erfolgen. Außerdem sollte überlegt werden, den Vorgesetzten (im Vorfeld) und die Kolleginnen und Kollegen soweit erforderlich über die Erkrankung und deren Gutartigkeit zu informieren.

7 Psychologische Gesichtspunkte der Schuppenflechte

7.1 Psychologische und psychosomatische Gesichtspunkte

7.1.1 Stress

Im Zusammenhang mit der Entstehung oder Verschlimmerung der Schuppenflechte ist häufig von «Stress» die Rede. Zwei Arten von Stress lassen sich unterscheiden: «Eustress» («guter», positiver Stress) und «Distress» («schlechter», negativer Stress). Eustress wird als anregend erlebt, z. B. im Rahmen von sportlichen Aktivitäten, schönen Gefühlen, wie Verliebtsein, oder Herausforderungen, denen man sich gewachsen fühlt. Distress beschreibt eine Form des Stresses, welche den Betreffenden belastet oder gar überlastet. Er ist mit seinen eigenen Möglichkeiten, mit dem inneren oder äußeren Druck fertig zu werden, überfordert bzw. er hat zu wenig Unterstützung von Anderen. Im Rahmen der negativen Beeinflussung der Schuppenflechte durch Stress ist also in der Regel Distress gemeint, welcher einen ungünstigen Einfluss auf den Krankheitsverlauf haben kann.

Neuere Studien weisen darauf hin, dass bestimmte, für die Entstehung bzw. Aufrechterhaltung der Schuppenflechte bedeutsame, immunologisch aktive Zellen im Blut unmittelbar nach einem zehn Minuten dauernden psychischen Stress bei den untersuchten Psoriasis-Patientinnen und -Patienten deutlich stärker ansteigen als bei vergleichbaren gesunden Kontrollpersonen. Daraus kann die Schlussfolgerung gezogen werden, dass bei Schuppenflechte-Patientinnen und -Patienten möglicherweise eine besondere «Verwundbarkeit» für seelische Belastungen vorliegt und diese wieder über die genannten Mechanismen die Erkrankung negativ beeinflussen können. Daraus ergibt sich die Konsequenz, dass sich die Betroffenen immer wieder fragen sollten, wie sie mit seelischem Stress umgehen. Stress ist jedoch kein Faktor, den der Patient hinnehmen muss. Die Verarbeitung von Stress kann verbessert werden, z. B., indem man lernt, sich häufiger und besser zu entspannen oder indem andere einem bei der Bewältigung der entsprechenden Situationen mehr zur Seite stehen. Unter Umständen kann auch die vorübergehende Inanspruchnahme professioneller Hilfe bei der Bewältigung eines Problems sinnvoll sein.

7.1.2 Umgang mit der Krankheit

Im Zusammenhang mit den seelischen Faktoren ist außerdem von Bedeutung, dass eine chronische Hauterkrankung erhebliche psychische Folgen haben kann, häufig «Narben auf der Seele» hinterlässt. Das Bild, das der Betroffene von sich selbst hat, verändert sich. Gespräche mit Menschen, die an einer Psoriasis leiden, zeigen, dass die seelischen Folgen des Hautbefalls unterschiedlich stark sind. Es gibt erhebliche Unterschiede in der seelischen Verarbeitung der Schuppenflechte: Manche kommen von Anfang an gut mit der Erkrankung zurecht, andere tun sich ein Leben lang recht schwer, sich mit dem Befall der Haut zu abzufinden. Aber auch bei ein und demselben Menschen ist die Einschränkung durch die Schuppenflechte in verschiedenen Lebensphasen unterschiedlich stark. Der bekannte amerikanische Autor John Updike beschreibt in seinem Buch «Selbst-Bewusstsein» sehr anschaulich die erheblichen Folgen des Erlebens der Schuppenflechte, an der er selbst leidet: «Psoriasis hält einen in Atem. Geheimhaltungsstrategien schießen ins Kraut, und die Selbstprüfung nimmt kein Ende. Man wird vor den Spiegel gezwungen, wieder und wieder. [...] Bei bestimmter Beleuchtung findet man sein Gesicht ganz passabel, bei anderer nicht. Rasierspiegel und Autorückspiegel sind erbarmungslos, das rauchige Spiegelglas in Flugzeugtoiletten dagegen ist besonders schmeichelhaft und beschwichtigend: man sieht darin so ebenmäßig braun aus wie ein Filmstar.» Die meist vorhandenen Herde haben Updike seinerzeit im täglichen Leben sehr belastet. Er schreibt: «Wegen meiner Haut schloss ich alle Berufe für mich aus, die ein präsentables Äußeres verlangen – Geschäftsmann, Lehrer, Bankfachmann, Filmstar.»

Eine große Rolle in der Bewältigung der sozialen und der psychischen Folgen der Schuppenflechte spielt die Unterstützung durch nahestehende Menschen, das so genannte soziale Netz. So können z. B. Niedergeschlagenheit, eine Depression oder Kränkungen, z. B. durch Fremde («Stigmatisierung»), besser verarbeitet werden, wenn einem Familienmitglieder oder Freunde zur Seite stehen.

7.2 Begegnungen mit Fremden: Anders sein und anders angeschaut werden

Insgesamt sollten die seelischen Folgen der Schuppenflechte nicht dramatisiert werden. Das passiert aber selten. Es kommt vielmehr häufiger vor, dass sich die Betroffenen nicht ausreichend unterstützt fühlen, wenn sie von ihren seelischen Beeinträchtigungen berichten.

7.2.1 Offene Ablehnung

Die schlimmste seelische Auswirkung der Schuppenflechte ist für viele Betroffene die unangemessene Reaktion vom Mitmenschen. So verbieten viele Schwimmbäder Menschen mit Hautkrankheiten immer noch den Zutritt, ohne dass es dafür einen sachlichen Grund gibt. Es kommt auch vor, dass Menschen eine unbegründete Angst vor Ansteckung äußern. Als besonders belastend wird von den Menschen mit Schuppenflechte häufig erlebt, wenn ihnen mangelnde Hautpflege als Ursache für die Hautveränderungen unterstellt wird. Das ist in zweierlei Hinsicht schmerzlich: Einmal weil die Betroffenen häufig besonders viel Zeit und Geld in eine konsequente Pflege und Behandlung ihrer Erkrankung investieren. Zum anderen aber auch, weil diese Kritik nahelegt, dass die Betroffenen selbst schuld an den

Tab. 6. **Probleme bei kurzen Begegnungen (vor allem mit Fremden)**

• Der Nicht-Erkrankte möchte die erkrankten Stellen betrachten, um zu erfahren, was es damit auf sich hat.	• Der Hautkranke versucht gewöhnlich, seine Erkrankung durch Kleidung, Schminken oder durch bestimmte Körperhaltungen (wegdrehen der befallen Stellen aus dem Gesichtsfeld des anderen) möglichst weitgehend zu verbergen.
• Da offenes Anstarren in unserer Gesellschaft als unangemessene Neugier gilt und ein Tabu ist, entsteht beim nicht-hautkranken Gegenüber ein innerer Konflikt zwischen seinem Informationswunsch und dem Verbot, diesem offen nachzugehen. Er wird versuchen, diesem Bedürfnis heimlich nachzugehen («verschämte Blicke»), was viele Menschen mit Psoriasis als besonders belastend erleben, oder es zu übergehen.	• Die «verschämten» Blicke seines Gegenübers sind für den Hautkranken nur schwer zu verstehen: Ist es Neugier oder Entwertung? Letzteres unterscheidet sich nur geringfügig vom «normalen» Betrachten. Er wird folglich zu viele Blicke als entwertend erleben. Er sieht so in der Regel die Beurteilung durch Andere zu negativ, fühlt sich entwertet («stigmatisiert»).

Hautveränderungen seien: Alles wäre gut, wenn sie sich mehr darum kümmern würden, dann müssten sie die anderen auch nicht mehr damit behelligen.

Ein eher problematischer Versuch, solche Erfahrungen zu verarbeiten, besteht darin, dass Betroffene Situationen meiden, in denen sie entwertet werden könnten. So fahren sie nicht mehr mit dem Bus oder der Straßenbahn zur Arbeit, sondern immer mit dem eigenen Auto oder sie meiden öffentliche Veranstaltungen so weit wie möglich. Die Wahrscheinlichkeit, dass die Betroffenen negative Bemerkungen zu hören bekommen, ist nun in der Tat geringer. Allerdings ist es auch wahrscheinlich, dass sie dafür einen hohen Preis zahlen müssen. Denn es besteht zum einen die Gefahr einer zunehmenden sozialen Isolierung. Zum anderen kann es sein, dass sich die schon bestehende Unsicherheit, wie der Betroffene mit dem sichtbaren Befall der Haut in der Öffentlichkeit umgehen sollte, vergrößert. Der Stress in solchen Situationen nimmt zu. Hier besteht dann die Gefahr eines problematischen Kreislaufes: Eine größere soziale Vereinsamung und mehr Hemmungen führen zu einem weiterem Rückzug und einem Vermeiden der möglicherweise problematischen Situationen, was wiederum die Unsicherheit vergrößern kann usw.

7.2.2 Verstohlene Blicke

Es ist schwer zu entscheiden, was mehr belastet: Diese doch eher selteneren Momente offen geäußerter Ablehnung oder die deutlich häufigeren alltäglichen Reaktionen in Form verstohlener Blicke oder eines unmerklichen Abrückens des Gegenübers.

Es besteht die Gefahr, dass gerade diese alltäglichen Reaktionen der Menschen in der Umgebung von den Hautkranken falsch bewertet werden (Tab. 6): Viele Menschen haben das Bedürfnis, Neues oder Fremdartiges anzusehen – in diesem

Fall die kranke Haut. In unserer Gesellschaft wird das offene Anstarren jedoch als unpassende Neugier gewertet; es ist nicht üblich direkt hinzuschauen oder gar zu fragen, warum die Haut verändert ist. Der Hautgesunde versucht vielmehr, durch «verschämte» Blicke mehr zu erfahren und denkt, der Betroffene würde dies nicht bemerken. Der Hautkranke achtet jedoch aufgrund negativer Erfahrungen besonders intensiv auf diese Art «verschämter» Neugierde und versteht sie eher als Ablehnung. Aber auch der Andere steckt in einer inneren Zwickmühle: Er möchte hinschauen, erlaubt es sich aber nicht, weil es «verboten» ist. Es entsteht in ihm ein Konflikt, der dazu führen kann, dass er sich unwohl fühlt und etwas mehr Abstand hält, ohne sich dessen bewusst zu sein.

Ein Hautkranker, der mehr Erfahrung mit solchen Situationen hat und sich bewusster ist, was gerade passiert, kann lernen, möglichst sachlich zu bleiben. Ideal wäre, den Anderen auf sein Verhalten anzusprechen und ihm zu erklären, wodurch die Hautveränderungen bedingt sind. Das setzt allerdings viel Selbstbewusstsein voraus und wird in vielen Situationen nur schwer gelingen. Es gibt jedoch Menschen, die berichten, sie hätten dem Gegenüber nicht unfreundlich gesagt: «Sie schauen mich an. Sie sollten wissen, ich leide an einer Schuppenflechte.» Die Reaktionen darauf waren eher verschämt, jedenfalls nicht entwertend.

7.3 Schuppenflechte und längere Beziehungen: Wie sage ich es meinem Partner?

Der vorherige Abschnitt bezieht sich auf kurze, neue oder unvorhergesehene Kontakte. Für die ganz persönlichen, langdauernden Beziehungen ergeben sich über die «normalen» Schwierigkeiten hinaus oft noch andere Probleme durch die Schuppenflechte. Im Folgenden werden häufig auftretende Situationen beschrieben, wobei auch hier betont werden muss, dass jede Partnerschaft etwas Besonderes ist.

7.3.1 Spezielle Belastungen durch die Schuppenflechte

Eine chronische Hauterkrankung belastet nicht nur den Betroffenen, sondern auch den nichterkrankten (Ehe-)Partner, er leidet mit. Die Pflege der erkrankten Haut kann jeden Tag sehr viel Zeit beanspruchen – Zeit, in der die Betroffenen mit sich selbst beschäftigt sind und sein müssen. Doch auch die sozialen Folgen der Krankheit müssen von dem Partner mitgetragen werden: Viele Schuppenflechte-Patienten vermeiden Gelegenheiten, bei denen ihre Haut sichtbar ist (Schwimmbad, Sauna). Die Partner stehen vor der Wahl, auf diese Aktivitäten zu verzichten oder sie eben alleine wahrzunehmen. Das ist besonders schmerzlich, wenn davon auch noch die gemeinsamen Kinder betroffen sind.

Die Partner müssen manchmal auch in der Lage sein, mit der Traurigkeit oder Niedergeschlagenheit des hautkranken Partners umzugehen. Diese «negativen

Gefühle» treten einmal auf, wenn der Betroffene schlechte Erfahrungen gemacht hat, seien es Nachteile in Ausbildung bzw. Beruf oder unangenehme Erlebnisse mit Fremden wegen der kranken Haut. Zum anderen ist das Selbstbild, was die oder der Betroffene von sich hat, nicht nur von äußeren kritischen Bemerkungen geprägt, sondern auch von der eigenen Meinung über sich selbst: Viele Menschen mit Schuppenflechte übernehmen teilweise negative Urteile der Gesellschaft über sichtbare Hautsymptome. Sie haben eine zwiespältige Haltung sich selbst gegenüber und laufen Gefahr, sich selbst zu kritisch zu sehen, obwohl sie anderseits wissen, dass das nicht berechtigt ist.

7.3.2 Die Zwiespältigkeit der Gefühle

Bricht eine Hautkrankheit aus, kann der nichterkrankte Partner sich teilweise widersprechende Gefühle haben. Er wird zum einen in der Regel versuchen, sich einzufühlen, wobei von dem Betroffenen Mitgefühl meist als positiv erlebt wird, Mitleid aber häufig als unangemessen. Zum anderen wird der Partner jedoch manchmal auch Tendenzen haben, sich zurückzuziehen, wenn es ihm zuviel wird. Manchmal neigen die Partner von Hautkranken auch dazu, die Probleme mit der Hauterkrankung zu bagatellisieren.

Viele Menschen tun sich schwer, sich ihrer «negativen» Gefühle bewusst zu werden, da sind Partner von Hautkranken keine Ausnahme. Es fällt ihnen vielleicht besonders schwer, weil sie den Kranken möglichst schonen wollen. Sie schämen sich wegen dieser Gefühle und es fällt ihnen daher nicht leicht, darüber zu sprechen. Dies kann zu Missverständnissen führen, weil der Partner mit Schuppenflechte doch spürt, dass etwas «los» ist.

Manche Partner warten zu lange, bevor sie ein Gespräch darüber beginnen, inwiefern auch sie durch die Schuppenflechte belastet sind. Dann können sie nicht mehr sachlich über dieses Thema reden. Die negativen Gefühle werden eventuell nur im Rahmen eines Streites angesprochen und diese unsachliche Diskussion verhindert eine für beide befriedigende Lösung des Problems. Außerdem besteht die Gefahr, dass beide die Schlussfolgerung ziehen, dass es wenig sinnvoll ist, über Probleme im Zusammenhang mit der Schuppenflechte zu reden, «weil es doch nur Streit gibt». Treten die «negativen» Gefühle später wieder auf, halten sie sich noch mehr bzw. länger zurück. Dann besteht die Gefahr, dass das nächste Gespräch über dieses Thema nur in Form eines noch heftigeren Streites geführt werden kann, wodurch beide sich vornehmen, sich in Zukunft noch mehr zu beherrschen, was aber auch Dauer nicht gelingt usw. Sowohl das Nichtäußern als auch das Ansprechen negativer Gefühle nur bei Auseinandersetzungen können so dazu führen, dass man sich auseinanderlebt.

7.3.3 «Es der Schuppenflechte in die Schuhe schieben»

Manchmal treten als Folge einer langdauernden Erkrankung zeitweilig Verzweiflung oder Traurigkeit auf. Doch können natürlich nicht alle «negativen» Gefühle oder Verhaltensweisen auf die Krankheit zurückgeführt werden. So kann sich ein Hautkranker zurückziehen, weil er z. B. wegen Problemen in Ausbildung oder Beruf beunruhigt ist, die unabhängig von seiner Erkrankung aufgetreten sind. Wenn er dem Partner den Grund dieser Verhaltensänderung nicht mitteilt, macht dieser möglicherweise zu Unrecht die Hauterkrankung für die Verhaltensveränderung verantwortlich. «Es der Krankheit in die Schuhe zu schieben» hat manchmal auch etwas Verführerisches: Es scheint oft leichter zu sein, sich das Sich-Zurückziehen des Partners mit der Psoriasis zu erklären, als mit ihm über andere Probleme zu reden. Allerdings ist diese Entlastung meist von nur kurzer Dauer. Häufig «erledigen» sich diese Probleme leider nicht von selbst, sondern treten in der einen oder anderen Form doch zutage.

7.3.4 Angst vor Offenheit

Viele Menschen mit Schuppenflechte tun sich schwer, ihre Befürchtungen und Sorgen gerade in Bezug auf die Folgen der Erkrankung – wie z. B. von dem Partner wegen der Schuppenflechte verlassen zu werden – offen zu äußern. Mangelnde Offenheit in Beziehungen führt jedoch meist zu Missverständnissen, die den Betroffenen und seinen Partner belasten. Der Partner ahnt oft, dass beim Anderen etwas nicht stimmt. In aller Regel können Probleme nur gelöst werden, wenn sie offen angesprochen werden. Das ist natürlich nur ein erster Schritt zur Problemlösung. Doch auch wenn Probleme noch nicht gelöst sind, belasten sie die Beziehung weniger, da sie nicht mehr unausgesprochen in der Luft liegen.

7.3.5 Sexualität

Ein Bereich, der in einer Partnerschaft oft besonders schwer angesprochen werden kann, ist die Sexualität. Dieses Thema ist für Menschen, die an einer Schuppenflechte erkrankt sind, noch einmal heikler, vor allem wenn die Geschlechtsorgane betroffen sind. Einige wissenschaftliche Untersuchungen haben sich mit dem Thema Beeinträchtigung der Partnerbeziehung bzw. der sexuellen Beziehung durch eine Schuppenflechte beschäftigt. Es zeigte sich, dass es immer wieder vorkommt, dass Betroffene sich Gedanken machen,

- ob der Partner sie aufgrund der Hautveränderungen im Allgemeinen unattraktiver findet,

- ob der Partner wegen der krankheitsbedingten Veränderungen der Geschlechtsorgane sie speziell im sexuellen Bereich als weniger attraktiv erlebt oder
- ob er sich sogar überlegt hat, sich – vor allem wegen der Hauterkrankung – von ihnen zu trennen.

Individuell müssen bei sexuellen Problemen folgende Fragen geklärt werden:

- Welche Hemmungen sind vorhanden, über sexuelle Schwierigkeiten zu sprechen?
- Wie stellen sich die jeweiligen Partner eine befriedigende und gelungene Sexualität vor?
- Empfindet der (hautgesunde) Partner die sexuelle Beziehung tatsächlich durch die Schuppenflechtenherde als beeinträchtigt oder ist dies eher eine unbegründete Befürchtung?
- Ist die Partnerschaft wegen sexueller Probleme oder aus anderen Gründen gefährdet?

Auch hier können die Schwierigkeiten nur geklärt werden, wenn sie möglichst offen angesprochen werden. Falls die Betroffenen alleine nicht weiterkommen, ist es bei Partnerschaftsproblemen ratsam die Unterstützung von Freunden in Anspruch zu nehmen. Diese Möglichkeit der «Beratung» ist jedoch häufig sehr begrenzt, weil Freunde einem zwar vertraut, aber letztlich oft voreingenommen sind. Ihre Ratschläge werden zudem meistens sehr von ihrer eigenen Lebenssituation geprägt sein; z. B. ob sie gerade in einer glücklichen Beziehung leben oder sich vor kurzem von dem Partner oder der Partnerin getrennt haben. Bei lange dauernden oder sehr belastenden Problemen in Beziehungen kann es ratsam sein, professionelle Hilfe in Anspruch zu nehmen, z.B. durch psychosoziale Beratungsstellen oder ärztliche bzw. psychologische Psychotherapeuten, die in Bezug auf diagnostische und therapeutische Gesichtspunkte in der Sexualmedizin erfahren sein sollten (zur Psychotherapeutensuche siehe Kapitel 9.2).

8 Psoriasis-Schulung

Für Betroffene mit verschiedenen Arten von chronischen Erkrankungen, z. B. der Zuckerkrankheit («Diabetes mellitus») oder dem Asthma bronchiale bei Kindern und Jugendlichen, gibt es seit vielen Jahren Patientenschulungsprogramme, die von den Krankenkassen bezahlt werden. Auch für an Schuppenflechte erkrankte Menschen wurde eine Psoriasis-Schulung entwickelt.

8.1 Ziele

Die Ziele *aller* Patientenschulungen sind:

- Information über wesentliche medizinische und psychologische Gesichtspunkte der Erkrankung, vor allem eine Aufklärung über eine dem jeweiligen Stadium der Erkrankung angemessene Therapie,
- die Bewältigung der chronischen Beschwerden zu erleichtern und damit psychosoziale Folgen wie depressive Reaktionen oder eine soziale Ausgrenzung («Stigmatisierung») zu verringern bzw. verhüten und
- schließlich auch eine Kostenersparnis durch weniger Arztbesuche und seltenere stationäre Behandlungen.

Die so geschulten Patienten können nicht das umfassende Wissen von Ärzten erwerben, aber sie werden doch Fachleute für ihre eigene Erkrankung, sogenannte Laienexperten.

8.2 Durchführung

Die Durchführung kann zum einen ambulant und wohnortnah, z. B. in der Praxis eines niedergelassenen Hautarztes, in einer Tagesklinik oder im Rahmen einer ambulanten Rehabilitation erfolgen. Die Psoriasis-Schulung kann zum anderen in einem stationären Rahmen durchgeführt werden, d. h. z. B. in einer Hautklinik bzw. einer dermatologischen Abteilung eines Krankenhauses am Wohnort oder auch in einer (in der Regel wohnortfernen) Rehabilitationsklinik (siehe Kapitel 5). Bei Kindern und Jugendlichen erfolgt eine Schulung der Betroffenen bzw. ihrer Eltern in aller Regel wohnortfern im Rahmen einer stationären Rehabilitation.

Zur Zeit werden Patienten-Schulungen nur in wenigen Einrichtungen angeboten. Informationen über Schulungsmöglichkeiten sind über den behandelnden Hautarzt, die Krankenkassen oder über den Deutschen Psoriasis Bund zu erhalten.

9 Psychotherapeutische Mitbehandlung

Bei der Entstehung oder Verschlimmerung der Schuppenflechte ist einmal die (angeborene) Anlage für die Erkrankung von Bedeutung. Manche der Betroffenen berichten jedoch auch, dass ihrer Meinung nach seelische Faktoren (z. B. sich über Tage, Wochen und Monate hinziehender Stress) einen Schub ausgelöst haben. Falls in diesem Fall eine dermatologische Behandlung alleine keine Besserung der Erkrankung bringt, sollte darüber nachgedacht werden, auch psychotherapeutische Hilfe in Anspruch zu nehmen. Dies ist auch dann sinnvoll, wenn der Betroffene trotz aller Anstrengung mit der Schuppenflechte schwer zurecht kommt und sie ihn über einen längeren Zeitraum stark bedrückt (siehe auch Kapitel 7.1).

Häufig wird in diesem Zusammenhang auch der Ausdruck von der «Haut als Spiegel der Seele» angeführt. Dieser Ausdruck ist jedoch uneingeschränkt nur auf kurzfristige Funktionsveränderungen der Haut wie Erröten vor Scham oder Blasswerden vor Wut anwendbar und nicht auf chronische Hauterkrankungen wie z. B. die Schuppenflechte. Auch die Auffassung, dass die Schuppenflechte eine Art Schutzpanzer darstellt, mit dem sich der Betroffene gegenüber anderen Menschen körperlich abgrenzt, ist ein unzulässiger «Kurzschluss», eine allzu schlichte Vereinfachung sehr komplizierter Zusammenhänge zwischen Vorgängen in der Seele und im Körper. Es muss klar betont werden, dass die Schuppenflechte keine psychosomatische Erkrankung ist, wenn auch seelische Faktoren bei einem Teil der Betroffenen eine große Bedeutung haben können.

Im Folgenden sollen die zwei bekanntesten Entspannungsverfahren vorgestellt und Möglichkeiten für psychotherapeutische Hilfen erläutert werden.

9.1 Entspannungstechniken

Ein Übermaß an Stress belastet den Körper und die Seele. Eine Folge kann sein, dass Krankheiten entstehen oder sich verschlechtern. Es gibt zwei Möglichkeiten, um Stress zu verringern: Stresserzeugende Situationen so verändern, so dass der Stress abnimmt oder durch gezielte Entspannung dem Stress ein Gegengewicht geben.

Jeder Mensch kennt Möglichkeiten, sich zu entspannen, z. B. durch Sport treiben, ein Buch lesen oder stricken. Bei starker Anspannung gelingt dies jedoch häufig weniger gut. Wenn eine große innere Anspannung sehr oft auftritt oder lange dauert, ist es sinnvoll, eine Entspannung mit bestimmten bewährten «Techniken» bewusst herbeizuführen. Diese Entspannungsverfahren können in verschiedenen Lebenssituationen hilfreich sein, um besser zur Ruhe zu kommen. Mit ihnen wird häufig eine tiefere Entspannung erreicht als z. B. mit Fernsehen – was nicht erstaunlich ist, da bei ihnen die Entspannung im Vordergrund steht.

Fast alle Menschen können ein Entspannungsverfahren lernen, wenn sie es regelmäßig (d.h. mindestens jeden 2. Tag) üben. Das Erlernen einer Entspannungsmethode ist mit dem Schwimmenlernen vergleichbar: Am Anfang fällt es dem Lernenden noch etwas schwer, aber mit wachsender Praxis funktioniert das Schwimmen ohne darüber nachzudenken (allerdings kann ein Entspannungsverfahren leichter wieder verlernt werden als das Schwimmen). Den meisten Menschen fällt das Lernen mit einer Anleitung leichter, auch dadurch, dass sie sich in einem entsprechenden Kurs auf feste Termine festgelegt haben. Bei einem Teil der niedergelassenen Ärzte und Diplom-Psychologen (Auskunft z. B. bei den Bezirksstellen der Kassenärztlichen Vereinigungen) und bei Volkshochschulen werden Kurse angeboten, in denen Entspannungstechniken erlernt werden können. Es gibt aber auch entsprechende Bücher und Hör- oder Video-Kassetten hierüber.

9.1.1 Autogenes Training

Ein verbreitetes Entspannungsverfahren ist das autogene Training. Dabei werden gezielt bestimmte körperliche Funktionen, etwa die Atmung, durch entsprechende Vorstellungen verändert. Je nach dem vorgestellten Bild treten unterschiedliche körperliche Reaktionen ein. So führt bei einer Atemübung die Vorstellung «Atmung ruhig und gleichmäßig» zur Entspannung vor allem beim Ausatmen. Nach einigem Üben wird die Person dadurch auch insgesamt ruhiger. Für Patienten mit einer Schuppenflechte ist eine spezielle Entspannungsübung, welche eine «Beruhigung» und Kühle der Haut anstrebt («Haut ganz ruhig und angenehm kühl»), besonders geeignet. Denn die damit einhergehende Verringerung der Hautdurchblutung wird häufig als erleichternd erlebt.

9.1.2 Progressive Muskelentspannung

Eine zweite, oft angewandte Entspannungsmethode ist die progressive (d. h. stufenweise fortschreitende) Muskelentspannung nach Jacobson. Bei diesem Entspannungsverfahren werden die Muskeln verschiedener Bereiche des Körpers bewusst angespannt und danach langsam wieder entspannt. Durch diesen Wechsel von An- und Entspannung wird eine körperliche Entspannung und auch eine bessere Wahrnehmung von Verspannungen ermöglicht. Vor allem aber geht die körperliche Lockerung der Muskeln mit einer seelischen Entspannung und Beruhigung einher.

9.2 Psychotherapeutische Hilfen

Eine kleine Gruppe der Menschen, die an Schuppenflechte erkrankt sind, ist zeitweilig kaum noch in der Lage, ihre Hauterkrankung zu bewältigen (siehe auch Kapitel 7.1). Diese Menschen sind über einen längeren Zeitraum stark deprimiert oder sehr ängstlich, so dass sie sich teilweise kaum trauen, das Haus zu verlassen oder sich weitgehend zurückziehen und kaum noch soziale Kontakte haben. Teilweise treten auch tiefgreifende Krisen in der Partnerschaft oder der Familie auf.

Wie alle anderen Menschen können Psoriasis-Patienten natürlich auch – unabhängig von ihrer Schuppenflechte – an einer psychischen Störung erkranken, z. B. akuten Panikzuständen oder einer schweren Depression, die behandlungsbedürftig ist. Sehr eingreifende und/oder länger dauernde seelische Krisen müssen immer ernst genommen werden. Es ist natürlich, dass ein Betroffener zuerst versucht, aus eigener Kraft, mit Hilfe des Partners bzw. von Familienangehörigen oder auch durch den Besuch einer Selbsthilfegruppe diesen Zustand zu verändern. Falls es ihm nicht gelingt, eine solche belastende Situation zu bewältigen, sollte er prüfen, ob eine psychotherapeutische Hilfe notwendig und sinnvoll ist. Der Betroffene oder Angehörige sollte dann zunächst mit dem behandelnden (Haut-)Arzt sprechen.

9.2.1 Ausgebildete Psychotherapeuten

Es gibt zwei Berufsausbildungen (Humanmedizin und Diplom-Psychologie), nach deren Abschluss eine Weiterbildung zum Psychotherapeuten möglich ist. Adressen von niedergelassenen ärztlichen oder psychologischen Psychotherapeuten sind etwa bei den Bezirksstellen der Kassenärztlichen Vereinigungen oder den Krankenkassen erhältlich. Nicht unproblematisch ist in diesem Zusammenhang der Blick in die «gelben Seiten», da hier neben anerkannten ärztlichen oder psychologischen Psychotherapeuten auch «selbsternannte» Psychotherapeuten oder psychologische Berater stehen können; bei diesen besteht zum einen die Möglichkeit, dass durch eine unsachgemäße «Behandlung» ein erheblicher Schaden angerichtet wird, zum anderen werden die Kosten für diese Behandlungen nicht von den Krankenkassen übernommen.

9.2.2 Psychotherapeutische Verfahren

Psychoanalytische Therapie

Sie findet mehrmals pro Woche und in der Regel über mehrere Jahre statt. Sie beruht auf der Theorie, dass jeder Mensch von früheren und frühesten Erfahrungen geprägt ist, die später seine Art, Beziehungen zu erleben und zu gestalten stark beeinflussen, ohne dass er sich dessen immer ganz bewusst ist. Manche Menschen geraten deshalb immer wieder in ähnliche, sie stark belastende Konflikte, die mit erheblichen seelischen und körperlichen Beschwerden einhergehen können. Diese Konflikte können gelöst werden, wenn die frühen Erfahrungen aufgearbeitet werden.

Tiefenpsychologische Therapie
Diese Methode geht von den selben theoretischen Voraussetzungen aus wie die psychoanalytische Therapie. Sie findet einmal in der Woche für ungefähr ein Jahr statt und sie beschränkt sich eher darauf, die hinter einem begrenzten seelischen Problem stehenden Einstellungen zu erkennen und zu verändern.

Verhaltenstherapie
Sie wird einmal in der Woche oder alle zwei Wochen durchgeführt und dauert ungefähr ein halbes bis ein ganzes Jahr. Diese Behandlungsform geht davon aus, dass unsere Verhaltensweisen sehr stark von Lernvorgängen geprägt sind. Psychische Probleme können insofern auch als Verhaltensweisen verstanden werden, die durch neue, andersartige Erfahrungen auch wieder verlernt werden können.

Es wurden nur wenige wissenschaftliche Studien über eine tiefenpsychologische Therapie oder eine Verhaltenstherapie von Patienten mit einer Schuppenflechte veröffentlicht; danach scheinen diese Psychotherapien in Kombination mit einer dermatologischen Therapie den Verlauf häufig positiver zu beeinflussen als eine ausschließlich dermatologische Behandlung. Weitere Untersuchungen sind jedoch noch notwendig, vor allen Dingen um diejenigen Patienten zu erkennen, für die eine Psychotherapie besonders hilfreich ist.

Abschließend soll noch einmal hervorgehoben werden, dass der Gang zu einem Psychotherapeuten nichts mit dem Etikett «verrückt» zu tun hat. Jeder Mensch kann sich einmal in einer für ihn ausweglosen Situation befinden, die er alleine nicht lösen kann. Menschen mit einer chronischen Hautkrankheit tun sich häufig besonders schwer, einen Psychotherapeuten aufzusuchen, weil sie befürchten, dann nicht nur aufgrund der Hautsymptomatik, sondern außerdem noch wegen der wegen der Psychotherapie ausgegrenzt zu werden. Eine Psychotherapie kann dem Betroffenen jedoch dabei helfen, die Hautkrankheit und ihre seelischen Folgen besser anzunehmen, seine Lebensqualität zu verbessern und seelisch wieder ausgeglichener zu werden.

10 Krankheitsverarbeitung: Was ist das?

Bei einer chronischen oder häufig wiederkehrenden Erkrankung wie der Schuppenflechte sind die Betroffenen immer wieder von neuem aufgefordert, die körperlichen und seelischen Folgen der Krankheit zu bewältigen.
Diese Belastungen werden vor allem erlebt

- als Schaden oder Verlust mit körperlichen oder seelischen Beeinträchtigungen, einer Einschränkung der Lebensqualität, die einen z. B. daran hindert, selbst gesteckte Ziele zu erreichen,
- als Bedrohung, es besteht Sorge wegen zukünftiger krankheitsbedingter Schäden oder Einschränkungen oder
- zum Teil auch als Herausforderung, man sieht die Möglichkeit, die Krankheit erfolgreich bewältigen zu können und z.B. mehr Gelassenheit zu erreichen.

10.1 Möglichkeiten zur Krankheitsbewältigung

Wissenschaftler sprechen von einer Krankheitsbewältigung (englisch «coping»), die mehr oder weniger erfolgreich verlaufen kann. Es hat sich gezeigt, dass einige Formen der Krankheitsverarbeitung in der Regel «erfolgreicher» sind als andere, d. h., der Patient kommt besser zurecht, wenn er sie anwendet. Es können also «geeignete» und «ungeeignete» Bewältigungsformen gegenübergestellt werden (Tab. 7).

Manche Arten der Krankheitsverarbeitung können, je nachdem, was die Betroffenen daraus machen, «gut» oder «schlecht» sein: Auflehnung («Warum trifft es gerade mich?») ist gut, wenn sie zum Anlass genommen wird, etwas zu unternehmen und schwierig, wenn sich die Betroffenen danach widerspruchslos in ihr Schicksal fügen («Resignation»). Auch die Einstellung «Es ist alles halb so schlimm, so schlecht geht es mir gar nicht», kann einerseits tröstend sein. Andererseits kann sie dazu führen, dass notwendige Handlungen unterlassen werden, z. B. der wichtige Arztbesuch unterbleibt, obwohl die Schuppenflechte schlimmer geworden ist und eine Behandlung Linderung bringen könnte.

Im Ganzen gesehen ist es hilfreicher, im Umgang mit der Schuppenflechte und ihren Folgen je nach Situation *verschiedene* Einstellungen und Verhaltensweisen einzusetzen, als immer gleich vorzugehen. Dazu muss der Betroffene immer wieder darauf achten, wie er gerade denkt, fühlt oder handelt. Es ist auch meist besser, sich um Hilfe und Unterstützung zu bemühen und trotzdem gleichzeitig zu versuchen, selbst aktiv zu bleiben. Eine Möglichkeit, dies zu verwirklichen, ist, in einer Selbsthilfegruppe mitzuarbeiten (siehe auch Kapitel 11).

Tab. 7. «Geeignete» und «ungeeignete» Bewältigungsformen der Schuppenflechte

Geeignete Bewältigungsformen	Ungeeignete Bewältigungsformen
• Aktives Zupacken («Die Entwicklung der Erkrankung ist vor allem davon abhängig, was ich jetzt unternehme»)	• Ohnmächtiges Annehmen der Krankheit («Ich kann machen, was ich will, es nützt alles nichts»)
• Zuwendung («Ich habe immer jemand, dem ich mich anvertrauen kann»)	• Sich selbst beschuldigen («Ich bin selbst schuld daran, wie es mir geht»)
• Situationsverständnis («Ich versuche, genau zu verstehen, was die Ursachen und Folgen meiner Schuppenflechte sein können»)	• Mitmachen, ohne selbst viel nachzudenken («Die Fachleute wissen schon, was für mich gut ist»)
• Gelassenes Annehmen der Erkrankung («Ich kann es nicht ändern, ich muss versuchen, eine Lösung für meine Probleme zu finden»)	• Aufgeben («Ich glaube, es hat alles sowieso keinen Sinn»)
• Gefühlsmäßige Entlastung («Ich fühle mich elend, aber wenn ich weinen kann, erleichtert mich das etwas»)	• Sich «negative» Gefühle nicht zuzugestehen («So etwas kann mich nicht beunruhigen»)

10.2 Ziel der Krankheitsverarbeitung: Gut leben mit der Schuppenflechte

Bei einigen Menschen besteht die Gefahr, dass sie zeitweise von ihrer Psoriasis überwältigt werden, sie die Krankheit dann nicht verarbeiten können und diese ihr Leben bestimmt. Sei es, dass sie immer wieder an mögliche Verschlimmerungen denken oder daran, wie ihr Leben vor Beginn der Schuppenflechte war. Andere verbringen viel Zeit mit der Suche nach Berichten über neue Therapien, z.B. in Zeitschriften oder im Internet. Wenn sie medizinisch nicht gesicherte Behandlungen ausprobieren, riskieren sie unerwünschte Nebenwirkungen, außerdem kostet sie dies nicht nur Zeit, sondern auch Geld. Obwohl diese Verhaltensweisen bei Menschen, die an einer chronischen Krankheit leiden, verständlich sind, birgt sie neben den genannten Punkten noch ein weiteres Risiko: Neben der Schuppenflechte gibt es oft kaum noch etwas anderes. Es ist nur noch wenig Platz für Freizeitaktivitäten übrig, oder diese stehen unter dem Motto «Wie bessere ich meine Krankheit?». Nimmt die Krankheit einen zu hohen Stellenwert ein, nimmt alleine dadurch die Lebensqualität ab. Diese Menschen leben, ohne es zu wollen, vor allem *über* die Erkrankung, wie Tabelle 8 zeigt.

Menschen, die ihre Schuppenflechte insgesamt gut verarbeiten, leben *mit* der Erkrankung. Ihre Einstellung steht unter dem Motto «Soviel wie nötig, aber insgesamt so wenig wie möglich gegen die Psoriasis tun». Die Erkrankung wird als chronische oder immer wiederkehrende Belastung anerkannt, die zwar Aufmerksamkeit erfordert, aber im Ganzen gesehen das Leben nicht völlig bestimmen darf.

Tab. 8. Leben mit der oder über die Erkrankung

Leben *über* die Erkrankung	Leben *mit* der Erkrankung
• Die Schuppenflechte bekommt — oft ungewollt — immer wieder einen großen Platz im Leben. Die Gedanken und Gefühle werden wesentlich durch die Krankheit mitbestimmt.	• Die Erkrankung bekommt im Leben einen angemessenen, aber möglichst kleinen Platz.
• Die Betroffenen versuchen, sich immer Gewissheit über ihre Erkrankung durch das Aufsuchen (verschiedener) Ärzte zu verschaffen.	• Die Betroffenen interessieren sich selbst für Behandlungsmöglichkeiten. Sie fällen selbständig Entscheidungen, nachdem sie sich bei dem behandelnden Arzt über verschiedene Therapien informiert haben.
• Die Betroffenen verbleiben meistens in der Phase des Haderns mit einem übermächtigen Wunsch nach Heilung.	• Nach einiger Zeit des Haderns gelingt es, die Krankheit die meiste Zeit anzunehmen. Arztbesuche werden seltener.
• Die Krankheit führt zur immer wieder zur (Interessen-, Antriebs- oder Lust-) «Losigkeit».	• Es wird versucht, z. B. in der Freizeit viel zu unternehmen. Dabei besteht allerdings die Gefahr der Überforderung.
• «Ohne die Schuppenflechte wäre alles besser». Die Ursache für die meisten Probleme wird in der Krankheit gesehen.	• «Ohne die Schuppenflechte ginge es mir wohl besser. Es gibt aber auch andere Gründe für meine Probleme».
• «Andere können sich überhaupt nicht vorstellen, welche Probleme mit der Erkrankung verbundenen sind.»	• «Ich versuche, weniger wichtig zu nehmen, was andere über mich und meine Schuppenflechte denken».
• Die Betroffenen versuchten, die Erkrankung nur mit äußeren Mitteln zu «bekämpfen» (etwa immer neue, heilversprechende Behandlungen).	• Der Kampf gegen die Erkrankung wird auch mit inneren Mitteln geführt (indem Einstellung bzw. Verhalten geändert werden, z. B. indem ein Entspannungsverfahren erlernt und regelmäßig ausgeübt wird).

Normalerweise gelingt es dem Betroffenen im alltäglichen Leben zeitweise besser, zeitweise schlechter, *mit* der Erkrankung zu leben, so dass sich die beschriebenen günstigen und ungünstigen Einstellungen und Verhaltensweisen immer mischen.

11 Selbsthilfe
11.1 Regional: Selbsthilfegruppen

Selbsthilfe ist eine besondere Form eines Zusammenschlusses, bei der sich Menschen, die an einer (chronischen) Krankheit leiden oder ein bestimmtes Problem haben, mit anderen Betroffenen zusammentun, um ihre Situation zu verbessern. Ein wichtiges Motto der Selbsthilfe ist «Hilfe für sich selbst und andere». Selbsthilfegruppen arbeiten nicht gewinnorientiert. Eine weitere wesentliche Eigenschaft ist die Gleichberechtigung aller Mitglieder. Selbsthilfegruppen können die Situation eines Menschen mit einer meist chronischen Krankheit verbessern, indem sie Informationen bereitstellen, einen Erfahrungsaustausch sowie gemeinsame Aktivitäten ermöglichen und sich gegen gesellschaftliche Benachteiligungen wenden. Zu einzelnen Veranstaltungen werden Fachleute, z. B. Hautärzte, für einem Vortrag eingeladen. In der Regel nehmen an den Sitzungen der Selbsthilfegruppen jeweils nur die von der Krankheit Betroffenen teil.

11.2 National: Selbsthilfeverbände

Schuppenflechte-Selbsthilfegruppen haben sich zum Teil deutschlandweit in Selbsthilfeorganisationen zusammengeschlossen. In Deutschland ist dies der Deutsche Psoriasis Bund e.V. (DPB), mit Geschäftsstelle in Hamburg. Der DPB vertritt mehr als 9000 Mitglieder aus 40 Regionalgruppen. Zusätzlich ist die Selbsthilfegruppe Psoriasis Arthritis (Rheuma-Forum e.V.) in Murrhardt zu nennen. In der Schweiz sind die Betroffenen in der Schweizerischen Psoriasis- und Vitiligo-Gesellschaft (SPVG) mit Geschäftsstelle in Zürich organisiert. In Österreich haben sich Betroffene im Psoriatiker-Verein Austria mit Geschäftsstelle in Wien zusammengeschlossen, auch hier gibt es eine Selbsthilfegruppe für Psoriasis-Arthritis. Die genauen Postadressen, Telefonnummern und Internetzugänge der wichtigsten Selbsthilfegruppen und -organisationen, sind im Adressverzeichnis aufgeführt.

Viele Selbsthilfeorganisationen geben eine eigene Zeitschrift heraus (für ihre Mitglieder in der Regel kostenlos), in der Fragen behandelt werden, die für die Betroffenen wichtig sind. Die Zeitschrift des DPB ist das «PSO Magazin», das alle zwei Monate erscheint.

Mehr als 60 verschiedene Selbsthilfeverbände in Deutschland haben sich wiederum in einer Vereinigung zusammengeschlossen, um die gemeinsamen Interessen von Menschen mit unterschiedlichen chronischen Erkrankungen bzw. Behinderungen und ihrer Angehörigen vor allem Politikern, Behörden usw. gegenüber zu vertreten. Die «Bundesarbeitsgemeinschaft Selbsthilfe e.V.» (früher Bundesarbeitsgemeinschaft Hilfe für Behinderte e. V.) mit Sitz in Düsseldorf (siehe Adressen) tritt unter den Grundsätzen der Selbstbestimmung, Selbstvertretung, Normalisierung, Integration und Teilhabe für die rechtliche und tatsächliche Gleichstellung behinderter und chronisch kranker Menschen ein. Außerdem versucht sie, durch Aufklärung und Information der Öffentlichkeit zu erreichen, dass Behinderte und chronisch kranke Menschen an allen sie betreffenden Entscheidungen wirksam beteiligt werden.

11.3 Zusammenarbeit mit Experten

Die Betroffenen haben die Möglichkeit, Fragen in schriftlicher Form an die Selbsthilfeorganisationen zu senden. Diese antworten entweder direkt oder veröffentlichen die Antwort, wenn sie viele Betroffene interessiert, in ihrer Zeitschrift. Bei der Beantwortung helfen die Mitglieder der «wissenschaftlichen Beiräte», die die meisten Selbsthilfeorganisationen haben. Die Mitglieder der wissenschaftlichen Beiräte leiden häufig nicht selbst unter der entsprechenden Erkrankung, sind aber Experten für diese Erkrankung. Bei dem Deutschen Psoriasis Bund sind Mitglieder des wissenschaftlichen Beirates neben Hautärzten aus Universitätskliniken und Praxen auch Fachärzte für rheumatologische Erkrankungen sowie für psychotherapeutische und physikalisch-rehabilitative Medizin.

Menschen, die sehr lange in einer Selbsthilfegruppe mitarbeiten bzw. diese leiten, sind oft sehr gut über ihre Erkrankung und aktuelle Entwicklungen in Diagnostik und Therapie informiert, auch wenn sie kein Medizinstudium absolviert haben. Man könnte sie als «Laienexperten» bezeichnen, was bei chronischen Erkrankungen eine durchaus richtige und sinnvolle Entwicklung ist. Missverständnisse können sich jedoch dann ergeben, wenn der Eindruck entsteht, dass Selbsthilfegruppen eine medizinische Fachbehandlung ersetzen könnten, statt sie zu ergänzen.

Was Sie schon immer über die Schuppenflechte wissen wollten ... Häufig gestellte Fragen

Kann ich zu Hause eine Sole-Therapie durchführen?

Zur Durchführung einer medizinischen Sole-Behandlung ist nur das Baden in Wasser mit mindestens 10 % Salz sinnvoll. Dies ist unter Heimbedingungen nicht möglich, da in einer normalen Wanne mit etwa 150 l Inhalt dann mindestens 15 kg Salz vollständig aufgelöst werden müssten! Zudem können leicht Beschädigungen an der Badewanne und den Abwasserrohren (Korrosion) auftreten. Auch ist eine Sole-Therapie ohne anschließende medizinische UV-Bestrahlung nur begrenzt wirksam.

Helfen Bestrahlungen in Solarien gegen meine Schuppenflechte?

Der Besuch von Solarien kann die Therapie einer Schuppenflechte nur begrenzt unterstützen. Ausschließliche Behandlung in Solarien bedarf hoher Lichtdosen, die bei längerer Anwendung zu Hautschäden führen können.

Ist Kortison für mich gefährlich?

Kortison ist ein lebenswichtiges Körperhormon. Zur Behandlung der Schuppenflechte wird das körpereigene Kortison heute wegen der schwachen Wirkung nicht mehr verwendet. Vom Kortison abgeleitete Verbindungen, die sogenannten «Kortikoide», besitzen eine deutlich bessere Wirkung. Bei der Schuppenflechte sollten Kortikoide nur äußerlich angewendet werden. Üblicherweise werden diese Medikamente nur über eine begrenzte Zeit benutzt und stellen dann kein Risiko dar. Nur bei unsachgemäßer Anwendung (Verbrauch großer Mengen über längere Zeit oder an Stellen, für die es nicht verordnet wurde) kann es zu Schäden an der Haut (Verdünnung, Vermehrung oberflächlicher Blutgefäße) oder in seltenen Fällen auch zu Störungen des Hormonhaushalts kommen (sogenanntes Cushing-Syndrom, u.a. gekennzeichnet durch eine besondere Art der Gewichtszunahme und eine Muskelschwäche).

Es gibt jetzt Salben mit Kortison und Vitamin D in einer Tube, ist das sinnvoll?

Ja. Die gleichzeitige Anwendung (Kombinationstherapie) von Kortison-artigen Wirkstoffen zusammen mit dem für Schuppenflechte entwickelten Calcipotriol (Vitamin D-artiger Wirkstoff) verstärkt die Effekte der einzelnen Stoffe und vermindert beispielsweise reizende Nebenwirkungen erheblich. Zudem muss diese Kombinationssalbe (Daivobet®/Psorcutan®Beta) nur einmal am Tag aufgetragen werden, um eine sehr gute Wirkung auf die Herde zu erzielen. Das ist für die praktische Anwendung wichtig und sinnvoll.

Muss ich mich ständig eincremen, auch wenn meine Schuppenflechte gut zurückgegangen ist?
Ja! Die regelmäßige Hautpflege ist wichtig, damit das Auftreten neuer oder eine Verschlechterung behandelter Herde möglichst lange vermieden werden kann. Außerdem beugt die regelmäßige Pflege Reizungen der Haut vor.

Ist Schuppenflechte ansteckend?
Nein, unter keinen Umständen!

Hat Rauchen Einfluss auf die Schuppenflechte?
Ja. Nachgewiesen ist ein schädlicher Einfluss von Rauchen besonders auf die Sonderform der Schuppenflechte mit Pusteln an Handflächen und Fußsohlen. Starkes Rauchen beeinflusst aber auch die normale Schuppenflechte häufig negativ.

Hat Alkohol Einfluss auf die Schuppenflechte?
Ja. Übermäßiger Genuss von Alkohol kann den Hautzustand bei der Schuppenflechte deutlich verschlechtern oder neue Erkrankungsschübe auslösen.

Hat Stress Einfluss auf die Schuppenflechte?
Ja. Stress in jeder Form kann negative Auswirkungen auf die Schuppenflechte haben. Dabei kann ein neuer Schub ausgelöst oder eine bestehende Erkrankung verschlechtert werden. Es gibt aber auch Patienten, bei denen selbst größter Stress die Schuppenflechte nie negativ beeinflusst.

Sind Neurodermitis und Schuppenflechte unterschiedliche Erkrankungen?
Ja. Die Neurodermitis gehört zu den allergischen Erkrankungen und verursacht an der Haut Veränderungen, die ganz anders aussehen als Schuppenflechtenherde.

Weil ich viel auf den Knien arbeiten muss, habe ich dort eine verdickte Haut bekommen, die manchmal schuppt. Ist das Schuppenflechte?
Nein. Die Verdickung von Hautstellen durch mechanische Belastung ist ein normaler Vorgang, mit dem die Haut sich vor Druckschäden schützt. Dabei kommt es gelegentlich auch einmal zur schuppenden Ablösung.

Ich habe schon als Kind Schuppenflechte gehabt, bekommen meine Kinder diese Erkrankung auch?

Das Risiko eines Kindes, an Schuppenflechte zu erkranken, ist bei einem Elternteil mit der Typ-1-Psoriasis erhöht. Jedoch ist es im Einzelfall keinesfalls sicher, dass jemals eine Schuppenflechte auftritt.

Hat das Klima Einfluss auf meine Schuppenflechte?

Ja. In wärmeren Ländern mit mehr Sonnenschein treten die einzelnen Herde meist weniger deutlich hervor. Bei der Psoriasis-Arthritis sind die Gelenkbeschwerden in wärmerer Umgebung geringer.

Kann ich bedenkenlos öffentliche Bäder besuchen?

Im Prinzip ja. Da die Schuppenflechte nicht ansteckend ist, besteht für andere Badegäste keine Gefahr. Da das Wissen über die Schuppenflechte jedoch nicht überall gleich gut ist, kann es bei vor allem bei größerem Befall zu unangenehmen Diskussionen mit Badegästen oder Bademeistern kommen.

Welche Medikamente können meine Schuppenflechte verschlechtern?

Besonders Medikamente mit folgenden Wirkstoffen oder Wirkstoff-Gruppen: Lithium, Beta-Blocker, Chloroquin, Hydroxychloroquin, ACE-Hemmer, nichtsteroidale Antiphlogistika (NSAID).

Ist Schuppenflechte ein Ausdruck von Unsauberkeit?

Nein!

Ist Schuppenflechte eine allergische Erkrankung?

Nein. Allergien oder Allergene haben keinen Einfluss auf eine Schuppenflechte.

Kann ich an einer Schuppenflechte sterben?

Es gibt sehr seltene schwere Formen der Schuppenflechte, die mit einer Rötung der gesamten Haut und der Bildung von Pusteln einhergehen. Meist besteht Fieber und sehr starkes Krankheitsgefühl. Dies führt jedoch nie direkt zum Tod. Allerdings können im Gefolge auftretende Begleiterkrankungen wie z. B. eine Lungenentzündung lebensbedrohlich verlaufen.

Ist die Schuppenflechte heilbar?

Nein.

Lassen sich Schuppenflechten-Herde dauerhaft «wegbehandeln»?
Durch eine geeignete Therapie kann die Haut erscheinungsfrei werden. Bei einigen Patienten kann dieser Zustand dann sehr lange anhalten. Jedoch lässt sich eine dauerhafte «Wegbehandlung» im Sinne einer Heilung nicht erreichen.

Kann Schuppenflechte mit Lasertherapie behandelt werden?
Es gibt Berichte zur Behandlung der Schuppenflechte mit dem Farbstoff- oder Excimer-Laser. Der Excimer-Laser strahlt hoch dosiertes UV-B-Licht ab. Einzelne Herde können durchaus damit behandelt werden, eine Heilung wird jedoch nicht erreicht. Die Behandlung muss selbst bezahlt werden, da sie keine Kassenleistung ist.

Kann ich durch die Schuppenflechte am behaarten Kopf eine bleibende Glatze bekommen?
Nur in ganz seltenen Fällen kommt es bei sehr starker Kopfpsoriasis zu Vernarbungen der Kopfhaut. In diesen Bereichen kommt es dann zu dauerhaftem Haarverlust. Meist ist der Haarausfall bei Schuppenflechte am behaarten Kopf nur vorübergehend.

In einer Universitäts-Hautklinik ist mir angeboten worden, ein neues Medikament gegen die Schuppenflechte zu testen. Soll ich Versuchskaninchen spielen?
Neue Medikamente, die mit dem Bemühen entwickelt werden, besser wirksam, verträglicher und vor allem auch sicherer zu sein als die bisher erhältlichen müssen vor der Zulassung durch die Behörden und dem Verkauf von betroffenen Patienten getestet werden. Nur so kann eindeutig beurteilt werden, ob die neue Entwicklung für die Behandlung der Schuppenflechte von Nutzen ist. Als Patient können Sie in zweifacher Form profitieren: erstens, das neue Medikament hilft gegen Ihre Schuppenflechte, und zweitens, Sie helfen mit Ihrer Erfahrung anderen Betroffenen. Durch die äußerst strengen gesetzlichen Auflagen sind klinische Studien mit neuen Medikamenten für Sie nur mit einem äußerst geringen Risiko behaftet.

Was kann ich tun, wenn ich von Fremden unangenehme Fragen wegen meiner Schuppenflechte gestellt bekomme?
Am sinnvollsten ist es, ruhig darauf hinzuweisen, dass es sich um eine (Haut-) Erkrankung handelt, die weder ansteckend noch das Ergebnis mangelnder Hautpflege ist.

Welche Bedeutung haben Selbsthilfegruppen für Patienten mit Schuppenflechte?
Bei einer Selbsthilfegruppe sind Informationen über die Psoriasis erhältlich, z. B. in Bezug auf neue Behandlungsmethoden. Außerdem ist es oft hilfreich, mit anderen Betroffenen über die Hautkrankheit und die mit ihr einhergehenden Belastungen sprechen zu können. In aller Regel finden Betroffene hier mehr Verständnis als bei den sogenannten normalen Menschen, die nicht an einer Hautkrankheit leiden.

Adressen und Internetadressen

Deutscher Psoriasis Bund e.V.
Seewartenst. 10
20459 Hamburg
Tel.: +49 (0) 40 223 399-0
Fax: +49 (0) 40 223 399-22
E-mail info@psoriasis-bund.de
www.psoriasis-bund.de

Deutsche Dermatologische Gesellschaft (DDG)
Geschäftsstelle
Robert-Koch-Platz 7
10115 Berlin (Mitte)
Tel.: +49 (0) 30 24 62 53 0
Fax: +49 (0) 30 24 62 53 29
E-mail ddg@derma.de
www.derma.de

Bundesinstitut für Arzneimittel und
Medizinprodukte (BfArM)
Kurt-Georg-Kiesinger-Allee 3
53175 Bonn
Tel.: 01888 307-0
     +49 (0) 228-207-30
Fax: 01888 307-5207
     +49 (0) 228-207-5207
E-mail pressestelle@bfarm.de

Psoriasis Selbsthilfe
Arbeitsgemeinschaft e.V. (PSOAG)
Schmitzweg 64
13437 Berlin
Tel./Fax: +49 (0) 30 61 28 30 90
E-mail psoag@gmx.de
www.psoriasis-selbsthilfe.org

Bundesarbeitsgemeinschaft Selbsthilfe e.V.
Kirchfeldstr. 149
40215 Düsseldorf
Tel.: +49 (0) 211-3 10 06-0
Fax: +49 (0) 211-3 10 06-48
E-mail elisabeth.fischer@bag-selbsthilfe.de
www.bag-selbsthilfe.de

Bundesverband der Deutschen
Dermatologen e.V. (BVDD)
Ärztehaus
Heinestraße 7
97070 Würzburg
Tel.: +49 (0) 9 31 3 53 47 33
Fax: +49 (0) 9 31 3 53 47 35
E-mail 09313534733-0001@t-online.de
www.derminform.de

Verband Forschender
Arzneimittelhersteller e.V.
Hausvogteiplatz 13
10117 Berlin
Tel.: +49 (0) 30 2 06 04-0
Fax: +49 (0) 30 2 06 04-222
E-mail info@vfa.de
www.vfa.de

Schweizerische Psoriasis-Vitiligo
Gesellschaft (SPVG)
Gryphenhübeliweg 38
Postfach 345
CH-3000 Bern 6
Tel.: 00 41 31 3 59 90 18
Fax: 00 41 31 3 59 90 90
E-mail info@spvg.ch
www.spvg.ch

Letzebuerger
Psoriasisbond a.s.b.l.
25, rue Léon Jouhaux
L-4155 Esch/Alzette
Tel.: 0 03 52 55 04 78
oder 0 03 52 07 79

IFPA
Sheri Decker
Secretary
National Psoriasis Foundation/USA
E-mail: etinfo@ifpa-pso.org
www.ifpa-pso.org

PSO AUSTRIA
Selbsthilfegruppe Schuppenflechte
Jägerstraße 3/2
A-1200 Wien
Tel. 00 43 332 40 03
Mobil 06 99 10 74 83 79
E-mail pso.austria@chello.at
www.pso-austria.at.tt

EUROPSO
European Federation of
Psoriasis Association
Sekretariat
Voorschoterlaan 22 f
NL-3062 KN Rotterdam
Tel.: 00 31 10 4 12 53 09
E-mail info@europso.org
www.europso.org